Rikokei no "Hirameki" wo Kitaeru
Copyright © 2007 Mitsuo Kodama
Chinese translation rights in simplified characters arranged with
SOFTBANK Creative Corp., Tokyo
through Japan UNI Agency, Inc., Tokyo

理工系の"ひらめき"を鍛える
児玉光雄　ソフトバンククリエイティブ株式会社　2007

著者简介

儿玉光雄

　　　1947年出生于日本兵库县。1982年作为美国奥林匹克委员会运动科学部门的特聘人员，开始体育科学的研究，并于1982年创立"Sports Soft Japan"组织。1999年就任鹿屋体育大学副教授，作为右脑开发项目的教练员，向多本应试杂志提供右脑开发训练内容。著作有《为什么没有动力？》（Softbank新书）、《让大脑年轻10岁！最强右脑训练》（世界文化社）、《智将的教训》（东邦出版）等。

Kunimedia 株式会社

　　　艺术指导、内文设计。

Office BEE

　　　封面与内文插图绘制。

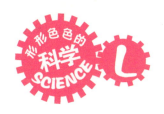

今天你右脑了吗？
右脑灵感大修炼

〔日〕儿玉光雄/著

李 梅/译

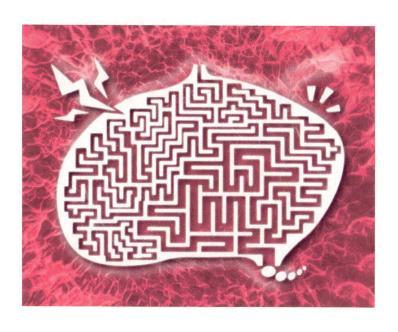

科学出版社
北京

图字：01-2013-1065号

内 容 简 介

"形形色色的科学"之全新系列"生活科学馆"闪亮登场了！
能够靠直觉理解科学原理和科学法则的能力，就是很多不擅长理工科的人缺少但又梦寐以求的"灵感"。本书在讲解大脑构成、大脑锻炼方法的基础上，甄选了40个右脑训练题，都是可以帮助你激发灵感的脑力操，让你全面提升记忆力和创造力。每天10分钟，摆脱僵化思维，激发右脑的无限潜能！
本书适合青少年读者、科学爱好者以及大众读者阅读。

图书在版编目（CIP）数据

今天你右脑了吗？右脑灵感大修炼/（日）儿玉光雄著，李梅译．—北京：科学出版社，2013.4（2019.6重印）
（"形形色色的科学"趣味科普丛书）
ISBN 978-7-03-036830-0

Ⅰ．今… Ⅱ．①儿… ②李… Ⅲ．脑科学-普及读物 Ⅳ．R338.2-49

中国版本图书馆CIP数据核字（2013）第039701号

责任编辑：唐 璐 赵丽艳 / 责任制作：刘素霞 魏 谨
责任印制：张欣秀 / 封面制作：铭轩堂
北京东方科龙图文有限公司 制作
http://www.okbook.com.cn

科学出版社 出版
北京东黄城根北街16号
邮政编码：100717
http://www.sciencep.com

北京虎彩文化传播有限公司 印刷
科学出版社发行 各地新华书店经销
*

2013年4月第 一 版 开本：A5（890×1240）
2019年6月第五次印刷 印张：7
字数：150 000
定 价：45.00元
（如有印装质量问题，我社负责调换）

丛 书 序

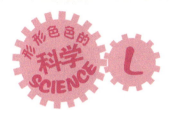

感悟科学，畅享生活

如果你一直在关注着"形形色色的科学"趣味科普丛书，那么想必你对《学数学，就这么简单！》、《1、2、3！三步搞定物理力学》、《看得见的相对论》等理科系列的图书和透镜、金属、薄膜、流体力学、电子电路、算法等工科系列的图书一定不陌生！

"形形色色的科学"趣味科普丛书自上市以来，因其生动的形式、丰富的色彩、科学有趣的内容受到了许许多多读者的关注和喜爱。现在"形形色色的科学"大家庭除了"理科"和"工科"的18名成员以外，又将加入许多新成员，它们都来自于一个新奇有趣的地方——"生活科学馆"。

"生活科学馆"中的新成员，像其他成员一样色彩丰富、形象生动，更重要的是，它们都来自于我们的日常生活，有些更是我们生活中不可缺少的一部分。从无处不在的螺丝钉、塑料、纤维，到茶余饭后谈起的瘦身、记忆力，再到给我们带来困扰的疼痛和癌症……"形形色色的科学"趣味科普丛书把我们身边关于生活的一切科学知识，活灵活现、生动有趣地展示给你，让你在畅快阅读中收获这些鲜活的科学知识！

科学让生活丰富多彩，生活让科学无处不在。让我们一起走进这座美妙的"生活科学馆"，感悟科学、畅享生活吧！

前　言

　　伴随着信息社会的日益成熟，我们的大脑产生灵感的能力也在逐渐退化。这与负责支配大脑灵感的模拟功能的降低不无关系。

　　比如，我们经常会听说现在的年轻人不擅于与素不相识的人交流，这就是因为过度使用数字脑（大脑左半球），灵活运用模拟脑（大脑右半球）的机会减少的典型例子。

　　的确，许多年轻人每天的大多数时间都对着电脑，他们依靠电子邮件来处理所有的事务，用电脑游戏来娱乐或打发时间，所以他们更习惯与高科技的机器进行交流。

　　在面对面直接进行交流时，因为能看见对方的脸，所以可以通过对方的表情、举止、声调等获取非语言的模拟信息。可以说一味地依赖于数字化的交流，是导致大脑的灵感功能退化的主要原因。

　　心理学家梅拉宾的调查结果显示，影响交流的最大因素是人的"态度"，占55%；"声调"占38%；而"说话内容"所占影响力仅为7%。

　　如果不是直接面对面进行交流，人们所能接收到的模拟信息量就会大幅度减少，支配大脑灵感的模拟脑就无法得到锻炼。

这种习惯使得产生灵感的基础无法得到充分的运用，从而导致大脑突发灵感的能力逐渐钝化。

常因人际关系而感到烦恼的人，往往与模拟脑的功能退化有着相当大的关系。站在对方的立场上设身处地地为对方着想，心存感激之情等都是由模拟脑所控制的。

在下属面前耍威风、自以为是的人，与上司相处不好的人，在组织中受到孤立的人，他们大多都起因于模拟脑功能的欠缺。

也就是说，通过增强模拟功能，可以使自己拥有健康人所应具备的真诚的情感。

所谓的灵感脑力，不仅仅是指发现具有划时代意义的创意的能力。了解对方心理并设法带给对方好感的能力也是灵感脑力的主要功能之一。

活化灵感脑力的另一个方法是持续创造新的习惯。以马里安·戴蒙德博士为首的大脑生理学家们所进行的各种实验结果显示，"生活在多种刺激环境下的老鼠，受到的刺激越多，大脑的物理尺寸就越大"。

大脑新皮质接收到新的经验或受到新奇刺激的集中炮轰时，会形成新的突触并产生新的神经化学物质，这一点是毫无疑问的。

大脑的机能并不会随着年龄的增长而老化，而是随着年龄的增长，人们开始回避刺激，不断重复制式化的行为，从而加速了大脑的老化。

工作陷入瓶颈，这正是大脑内制化思维方式正在蔓延的证明。通过彻底转换心情，或是体验全新的兴趣活动，可以产生所谓的"初学者效应"，从而使大脑焕然一新。

本书将在前半部分介绍与脑部相关的基础知识，以及可以提高大脑产生灵感的能力的具体方法。后半部分则是我精选的40道右脑训练题。

利用闲暇时间解答这些问题就可以提高大脑的模拟机能，激活灵感脑力。

最后在此向发行本书的 SoftBank Creative 有限公司 Science·i 编辑部的益田贤治总编表示诚挚的谢意。

儿玉光雄

目 录 CONTENTS

锻炼右脑，培养通过直觉解决问题的能力！

今天你右脑了吗？右脑灵感大修炼

绪　论　让大脑灵感迸发的锻炼方法 ············· 1
现在就开始锻炼你的模拟脑吧 ················ 2
新时代的关键词是"品牌化" ··················· 4
从根本上锻炼你的图像搜索能力 ············· 6
只有模拟脑才可以保存更高层次的记忆 ······· 8

第1章　理解大脑发育的过程与机制 ············· 11
了解大脑的发育曲线 ······························ 12
大脑在幼儿时期会发生剧烈的变化 ··········· 15
不同年龄时期的脑容量 ···························· 17
大脑越用越发达 ····································· 20
了解神经传递网络的发展 ························ 22
通过反复学习强化神经传递网络 ············· 25

第2章　了解大脑各个区域的功能 ··············· 27
人脑与其他哺乳动物的脑部差异 ············· 28
了解大脑边缘系统的组织结构 ················· 30
了解大脑新皮质的四大区域 ···················· 32
大脑对过去的经历了如指掌 ···················· 36
有关运动皮质与皮肤感觉皮质功能的基础知识 ··· 38
左右脑的功能差异 ·································· 40

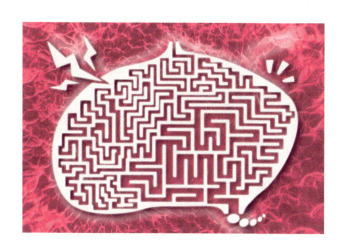

第3章 思考与智能有关的问题 ················ 43
　　　　了解加德纳的多元智能理论 ············ 44
　　　　充分磨练自己的特长 ···················· 48
　　　　何谓PQ金三角 ·························· 50
　　　　支撑行动力与集中力的两组神经系统 ··· 53
　　　　了解脑部认知机制 ······················ 55
　　　　错觉的产生 ····························· 58
　　　　不可能同时出现两种以上的意识 ······· 60

第4章 养成充分发挥大脑能量的习惯 ········ 63
　　　　每天在同一时间起床可以使大脑更加清醒 ··· 64
　　　　通过腹式呼吸与冥想坐禅激活大脑 ····· 68
　　　　通过感官开发形象训练创造人生奇迹 ··· 71
　　　　了解脑部活跃曲线 ······················ 73
　　　　每个人都有专属的"产生灵感的地方" ··· 76
　　　　不要忽视梦中所产生的灵感 ············ 78
　　　　探索面积消失之谜 ······················ 80
　　　　芳香疗法有助于激活大脑 ··············· 86

第5章　成为记忆高手的最新必备诀窍 ······ 89
　　了解记忆的机制原理 ······ 90
　　理解短时记忆与长时记忆 ······ 92
　　关于记忆保存的机制 ······ 94
　　反复记忆的惊人威力 ······ 98
　　神奇的睡前记忆法 ······ 100
　　强制联想训练 ······ 102
　　强制回想训练 ······ 105
　　用报纸进行瞬间记忆训练 ······ 107

第6章　终极脑部训练 ······ 109
　　克雷贝林测验 ······ 110
　　图案识别训练 ······ 112
　　线条追踪训练 ······ 114
　　算盘训练 ······ 116
　　扑克牌训练 ······ 118
　　字母删除训练 ······ 120
　　铅笔触碰训练 ······ 122
　　余像注意力集中训练 ······ 124

第7章　挑战右脑练习题 ······ 127
　　锻炼右脑可以引导人生走向成功 ······ 128
　　初级篇（10题）······ 129
　　中级篇（10题）······ 149
　　高级篇（10题）······ 169
　　最高级篇（10题）······ 189

绪 论

让大脑灵感迸发的锻炼方法

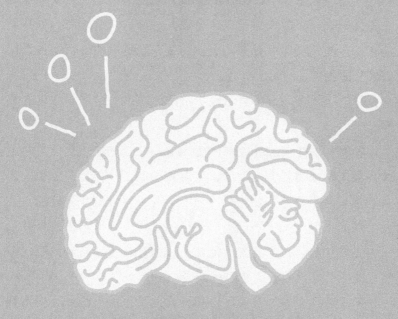

你对锻炼大脑的必要性是否有充分的认识呢？你是否认为锻炼大脑仅仅是为了防止大脑的老化呢？锻炼大脑可以使你自身提升至更高的层次。接下来我们将对锻炼大脑的目的进行详细讲解。

现在就开始锻炼你的模拟脑吧

现在，信息革命正在以惊人的速度发展。为了适应新的信息化社会，很多企业都在寻求构筑新的企业管理机制。与此同时，伴随企业重建（reengineering）风潮的兴起，从根本上对业务流程进行重新探讨也成为企业关注的焦点。然而，这种信息化社会的发展速度越快，企业的生存则越取决于组织体系核心部分的优劣。

关于这一点，日本著名经济学家、东京大学的岩井克人教授这样说：

"具有才能（talent）和创意（idea）等创造差异能力的主体，即人将成为社会的核心。有意识的创造"差异"需要人们具有独到的想象力。物以稀为贵，拥有特殊技能和才能的人具有特殊的价值，如果不能吸引这样的人才，企业将很难保持自己的竞争优势。拥有特殊才能的人成为社会重要资产的时代即将来临。"（日本经济新闻社）

无论怎样完善企业制度，如果在此工作的人的能力得不到提升，就无法实现真正的改革。也就是说，信息化发展越快，人才的争夺战越激烈。

表1对人类大脑新皮质所拥有的模拟脑和数字脑的特征进行了对比。数字脑的功能是作为记忆装置单纯地对知识、信息、数据等进行记忆，模拟脑的功能则是深入思考，巧妙地解决各种难题。通过对二者的比较，在充满多样性的信息社会，我们更需要哪种类型的脑就不言而喻了。

通过在日常生活中对模拟脑进行锻炼，可以使我们的大脑更加敏锐、充满灵感，在未来的信息社会中作为组织的关键一员而得以生存。

表1　模拟脑与数字脑的特征比较

项　目	数字脑	模拟脑
1 模型	冯·诺依曼型计算机	神经元计算机
2 可塑性	无	有
3 学习功能	基本上没有	有
4 命题	仅限于单纯性命题	可应对复杂命题
5 创造性	无	有
6 主要功能	一般知识的记忆	灵感
	语言的运用	直觉
	逻辑性思考	形象地描绘
	计算	冥想
	读写	划时代的创意

新时代的关键词是"品牌化"

微软的创始人比尔·盖茨曾这样说:

"无论时代如何发展,如果居于核心地位的人为无能之辈,企业则无法生存下去。例如,如果今天微软的20名核心人物突然离职,微软必将在短时间内急速衰退。"

现在,"品牌化"一词备受瞩目。它意味着只有拥有他人所无法模仿的能力的人才能够生存下来,它也是适者生存的时代象征。

日本棒球选手铃木一郎、美国高尔夫球选手老虎伍兹等超级名将之所以能够崭露头角,正是因为他们具有足以代表时代特征的能力。另外,以6年5200万美元(约合62亿日元)从日本职业棒球转会至美国大联盟的投手松坂大辅也是"品牌化人士"的典型代表。

如此积极地将人品牌化的时代,是过去未曾有过的。可以预测到,该趋势还将继续加速。简言之,只有通过电脑才能发挥自己能力的人终将被淘汰,而拥有电脑所无法模仿的大脑并能灵活运用大脑能量的人才能最终生存下来。随着社会的发展,这种差距只会不断扩大,而不会缩小。

请准备一张纸,回答以下三个问题。

- 你是否拥有值得自豪的特殊技能？
- 该技能是否是电脑无法替代的技能？
- 你是否有为使该技能更加熟练而不断努力？

如果你的回答并非全部是"是"，那么在所有的回答都是"是"之前，请先磨练出自己独有的特殊技能，这样你与铃木一郎、老虎伍兹根本就不相上下。

只有像他们一样，为拥有足以为之自豪的特殊技能而全力以赴，实现自身的品牌化，才可以拥有在未来残酷的社会竞争中生存下来的武器。

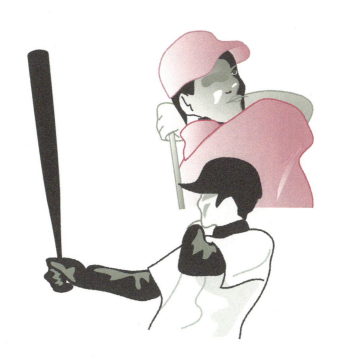

从根本上锻炼你的图像搜索能力

20世纪80年代迅速兴起的人工智能开发计划,在进入90年代后急速衰退,且衰退的趋势仍在继续。进入90年代,虽然汽车厂商、家电厂商都致力于机器人的开发,但其目的并不是为了取代人脑的模拟功能。

当然,并不是说这一时期花费巨资所进行的研究全都将化为泡影。我们在自动翻译、电脑游戏开发领域所看到的巨大发展,正是人工智能开发计划的重大成果,关于这一点,也得到了很多专家的认可。

然而,最先进的模拟计算机(电脑)现在所能做的,也就只有通过指纹或静脉来进行识别的认证系统。输入照片,通过脸部来识别身份的认证系统目前尚未完善。

即使是最先进的电脑,即刻处理如此复杂且易于混淆的图像的能力仍无法和人脑相提并论。

在此让我们通过简单的测试来检测一下你的大脑所具备的判断与搜索图像的能力。图1中有5种不同的图形。

每个图形下面的组合图片中均有一张是多余的。准备一个计时秒表或有秒针的手表,开始计时后请尽快作答(正确答案请参考第9页)。

如果可以在30秒内得到满分,则代表你的右脑功能极具优势。31~35秒为优于平均水平,36~40秒为平均水平,41~45秒则略低于平均水平,超过46秒则表示你的右脑功能明显较弱。

绪 论 让大脑灵感迸发的锻炼方法

通过反复练习这些问题，你的大脑就会记住这些问题，成绩也会有明显的提高。但有一点是毫无疑问的，那就是在解答这些问题的同时，你的右脑得到了锻炼。

图 1　哪一个图形是多余的？

在对下方图形进行组合时，有一个图形是多余的。
分别是哪个图形呢？

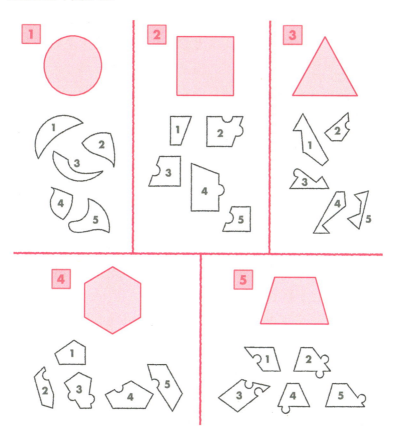

只有模拟脑才可以保存更高层次的记忆

通过考试来选拔人才的传统选拔形式的弊端在于，会让人们错以为能够通过文字或算式来解决问题就是拥有高人一等的能力。然而，现在即使是最先进的机器人，也不可能在技术上超越业余的高尔夫球选手或棒球选手。

例如，我们之所以会为铃木一郎挥出的漂亮的安打，为老虎伍兹300码（1码=0.9144米）的第一杆而感到震撼，理由就在于此。

确实，数字脑可进行高难度的计算。例如，十位数与十位数的乘法对于计算机来说是轻而易举的。可是如果使用你的模拟脑来进行计算的话，可能需要花费一定的时间。即便如此，也不能因此就认为数字脑优于模拟脑。

例如，在解答以下问题时，对于数字脑来说是束手无策的，而模拟脑却可以轻松解决。

☆ 关于登山的证明题

一位登山者以征服某座高山为目标，在日出的同时从山脚出发开始登山。该登山者行走的速度是随时发生变化的，偶尔也会在途中停下休息，最终在日落之前登上了山顶。

晚上，这位登山者在山顶支起了帐篷，看完第二天的日出后，与前一天一样，在日出的同时从山顶出发，开始下山。虽然是沿着与前一天完全相同的路径下山，但是因为下山的速度较快，结果在中午左右就到达了山脚。下山时与上山时一样，其速度也是不断发生变化的，并不定时地停下来休息。

绪 论　让大脑灵感迸发的锻炼方法

接下来问题就来了。无论是去程还是回程，该登山者都会

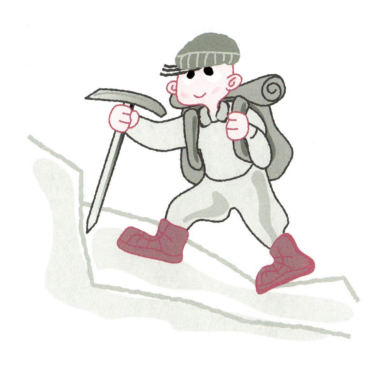

在同一时间经过某一地点，请以他人能够理解的方式对此做出证明。

该问题的答案在第10页。你能在一分钟内对该问题做出解答吗？如果无法做出解答，则说明你的灵感脑力已经退化到一定程度了。通过解答本书中所收录的右脑训练题，一定可以使大脑的灵感力得到提升，所以希望大家可以看完全书，坚持到最后。

☆ 问题1的答案

1. 3 2. 5 3. 5 4. 2 5. 4

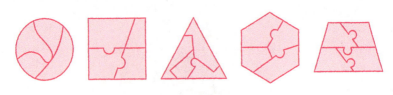

☆ 登山证明题的答案

想象在同一画面中,有同一时刻从山脚开始登山和从山顶开始下山的两位登山者。由于两位登山者是沿着相同的路径行走,所以两个人一定会在某个地方擦肩而过。也就是说必然会存在这样的时间和地点。这样,问题就得到了证明。

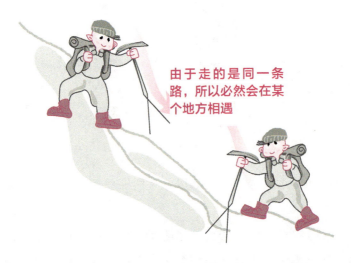

由于走的是同一条路,所以必然会在某个地方相遇

虽然不知道登山者相遇的地点和时间,但大脑却可以对这一事实做出想象。通过电脑来解答此问题必定得不出满意的答案,而运用模拟脑就可以轻松地做出解答。

第1章

理解大脑发育的过程与机制

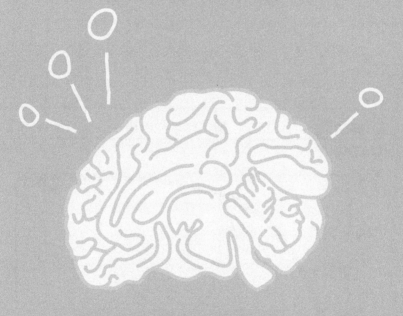

虽然人脑在8岁左右时就可以发育成相当于成人的大脑,但如果不使用就会萎缩、退化。第1章我们将要学习的是脑部发育的基础知识,进而使我们理解为什么要对脑部进行训练。

了解大脑的发育曲线

图1是对脑部、一般内脏器官及生殖器官随年龄增长而发育的程度进行比较的"斯卡蒙发育曲线"(Scammon's Growth Curve)。从图中我们可以看出,5岁之前,脑部急速发育,并且在8岁左右时,发育至与成人相当的程度。

一般内脏器官在20岁之前以缓慢的速度逐渐发育,生殖器

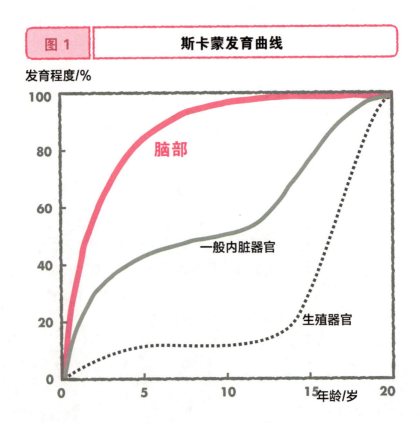

图1　斯卡蒙发育曲线

官则从15岁开始迅速发育。通过以上比较我们可以发现,脑部的发育曲线有明显的不同。在8岁之前是否能对脑部进行有效的训练,与脑部的发育有着密不可分的关系。

图2所示为灵长类动物进化树。从人类进化学的角度来看,人类与黑猩猩在约600万年前开始在进化的过程中分离。经过数百万年的进化,现在人类的脑容量已是当时的3倍之多。

特别是被称为人类思考、行动模式的指挥中心的额叶联合区竟增加至原来的6倍。现代人和黑猩猩的额叶联合区占整个大

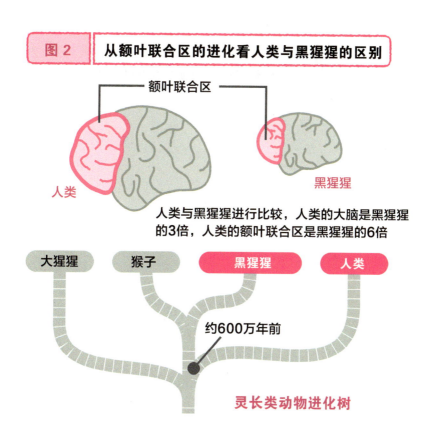

图2 从额叶联合区的进化看人类与黑猩猩的区别

人类与黑猩猩进行比较,人类的大脑是黑猩猩的3倍,人类的额叶联合区是黑猩猩的6倍

灵长类动物进化树

脑皮质的比例分别为约30％和约16％，人类是大猩猩的两倍。

在本书开始部分也曾提到过，区分人类与其他哺乳类动物的最典型特征在于额叶联合区的功能差异。因此，甚至有些大脑生理学家将人类定义为"人类是拥有畸形大脑新皮质的特异动物"。

在运动能力方面，虽然在本能行动方面优于人类的哺乳类动物并不少见，但是以体育运动为例，挥动球拍，将足球踢进球门的能力，就只有人类才具有。

这些能力只有将运动区和额叶联合区结合在一起才能够实现。也就是说，这样的技能只有人类才能够完成。更极端一点，可以说所有人类所特有的行动都与额叶联合区有关。

大脑在幼儿时期会发生剧烈的变化

图3所示为人类的大脑皮质（额叶联合区）中神经元（神经细胞）的数量随年龄增长所发生的变化。幼儿期的大脑新皮质实现了惊人的变化，其典型实例就是在出生前后所发生的惊人事情，即神经元的大量死亡。

图3 大脑皮质中神经元的数量随年龄增长所发生的变化

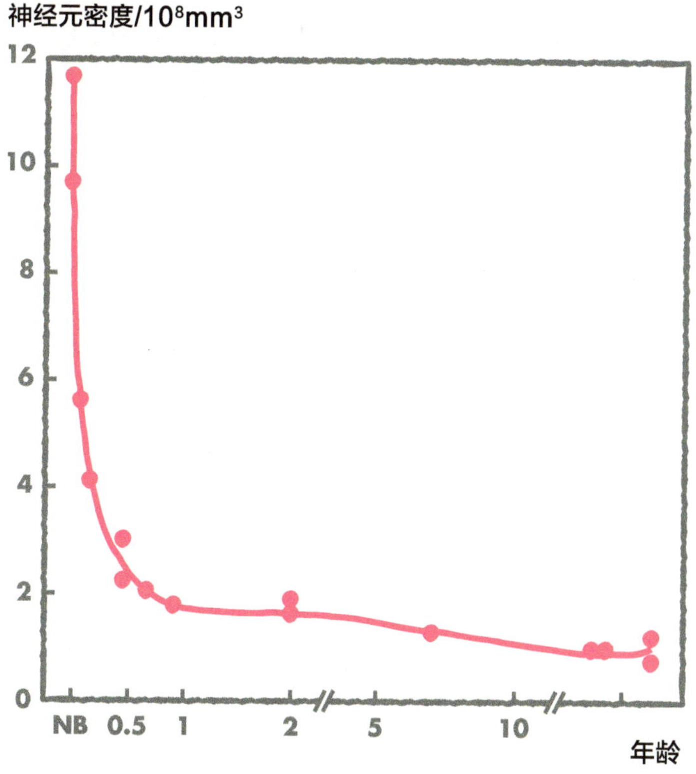
神经元密度/10⁸mm³
12
10
8
6
4
2
0
NB
0.5
1
2
5
10
年龄

在这之后，不仅不会产生新的神经元，而且神经元的数量还会继续减少。取而代之的是，从神经元大量死亡的后半期开始，很多突触（synapse）会以惊人的速度形成。

此时，剩下的神经元本身的树状突起开始非常活跃，不断向周围延伸发展，形成神经网。在此之后，突触（神经细胞相接触的部位）仍会在出生后数年继续增加，到达一定年龄后又急速减少，到15岁左右，神经元的密度将最终接近成人神经元的密度。

幼儿的脑部之所以容易受到环境因素的影响，最主要因素也正在于此。可以说环境对于幼儿期的教育是非常重要的。

例如，想要培养儿童的绝对音感，或是掌握地道的英语发音，需要在5岁之前让儿童处于这样的环境之中。

不同年龄时期的脑容量

图4对人类不同年龄时期的脑容量进行了比较。这是根据社会福利法人浴风会医院院长大友英一博士的研究得出的结果。该研究的调查对象为60～99岁脑部健康的男性150名,女性337名。

该图计算出了60～99岁的脑容量的减少比例,其中,男性为4.8%,女性为6.7%。也就是说,通过该图我们可以看出,与

图4　不同年龄时期的脑容量比较

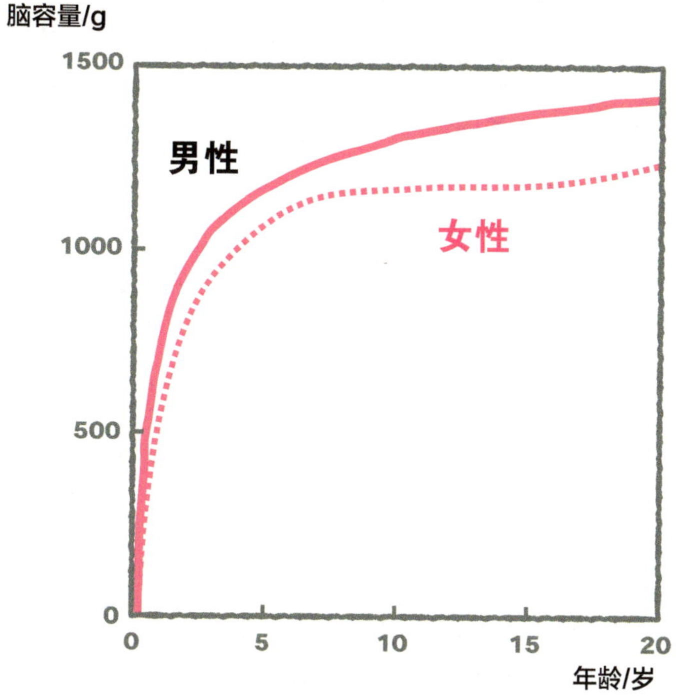

脑容量/g

（男性、女性曲线图，横轴为年龄/岁，范围0~20）

男性相比，女性减少的比例较大，脑部萎缩更加明显。这与男性相比，女性痴呆症患者的患病比例较大这一统计数字是一致的。

图5是对痴呆症患者的性格进行调查的结果。以对脑部疾病

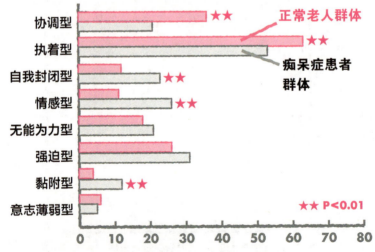

| 图5 | 关于痴呆症患者性格的调查结果 |

8种性格评价分类法

- 协调型　　　具有一定的社交能力，积极开朗，行动力强，开放外向
- 执着型　　　固执，具有很强的责任感，正义感，注重礼节，努力奋斗
- 自我封闭型　对人冷淡，封闭，沉默寡言，不擅交际，不合群
- 情感型　　　脾气暴躁，容易感情用事，情绪波动大，冲动，任性
- 无能为力型　容易自卑，胆小，自我意识过强，总是杞人忧天，消极
- 强迫型　　　喜欢收拾，有洁癖，有强迫症，有礼貌，完美主义者
- 黏附型　　　顽固，中规中矩，说话拐弯抹角，不善于察言观色，难以取悦于人
- 意志薄弱型　意志脆弱，容易厌倦，优柔寡断，懒散，反应迟钝

关于痴呆症患者性格的调查结果

★★ P<0.01

出处：引自篠田友孝著《锻炼大脑》东京书籍出版

进行研究的柄泽昭秀先生为首的研究团队，首先尝试了对患者进行性格评价的方法，最终整理出40项之多的性格特征检查项目，并以此为基础设计出了8种性格累计分类法。这种分类法还被运用于正常成人、正常老人、痴呆症患者、分裂症患者、抑郁症患者等多种临床实例，并对其可信度进行了详细的探讨。在对40～50岁的居家老人的性格特征进行调查时，还会对其身边的亲人进行详细的询问。

调查结果显示，从不同的性格类别来看，正常人群中，协调型及执着型较多，而痴呆症患者人群中则是自我封闭型、情感型、黏附型等较多。

在性格特征方面，可以观察到，正常人群具有性格开朗、开放外向、行动力强等有利于社会交往的特征。而痴呆症患者人群则具有顽固、不愿抛头露面、任性等非协调性的、不善于社交等显著的性格特征。大家也可以以此来对比一下自己的性格。

痴呆症患者中常见的性格偏向，在其他地区所进行的调查结果中也可以观察到。从中我们可以看出，性格因素可能是诱发痴呆症的危险因素之一。

大脑越用越发达

首先让我们从大脑的发育曲线出发来思考。第17页图4的大脑发育曲线图显示，从出生到3岁为止，脑部重量急速增加。这也证明了脑部从母体内开始急速发展并持续至3岁左右的论点。

在脑部发育的较早时期，即3岁之前所经历的事情或学到的东西，会被留存在大脑内部特殊的神经传递网络中。它们会作为特殊的记忆痕迹留存一生并发挥作用，甚至可以决定人的性格。所谓"三岁看大，七岁看老"，根据也正在于此。

大脑的神经突触使用得越多，神经信号的传递速度就会越快，大脑就会越发达。相反，如果不经常使用，神经信号的传递速度就会变慢，大脑就会萎缩退化。其关系如图6所示。图中所示为被称为树突小刺的突触，常见于大脑的大型神经元的树状突起上。

A中的突触是非常常见的形状，信号到达这里后，神经纤维的前端及对应信号的神经元的突起部分都会出现肥大的现象（B）。

但是，有时也会出现神经纤维的前端分叉的现象（C），以取代肥大现象，并由此产生许多相接触的部位。如果突触被经常使用，就会经常出现肥大或分叉现象。无论哪种现象，互相接触的面积都会不断扩大。这样一来，信号也更易于通过兴奋性突触。

而在抑制性突触中,神经前端对突起产生的抑制效果也会不断增大,从而对下一个神经元的活动产生抑制作用。上述为经常使用的突触的情况。相反,如果信号不经常通过,突触不被使用,则会如(D)所示,不断退化。

在第7章我所开发的大量的脑部训练题中,特别精选了可以促进神经元活动的训练题。为了锻炼理工科所必不可少的"灵感",希望大家每天可以花10分钟的时间来进行脑部训练。

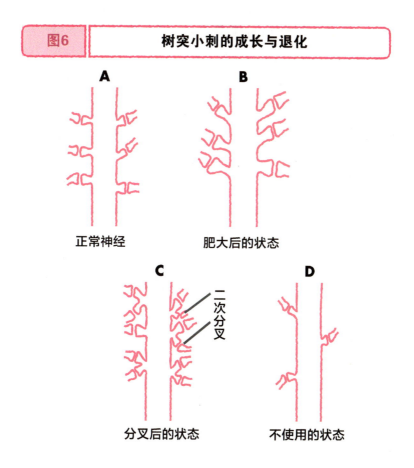

图6　树突小刺的成长与退化

A 正常神经
B 肥大后的状态
C 分叉后的状态（二次分叉）
D 不使用的状态

了解神经传递网络的发展

在脑部器官中,最能展示人类特征的部分是大脑新皮质。大脑新皮质中存在大量的神经元,据说有150亿个之多。这些神经元与突触相互连接,并根据不同的目的形成固有的神经元集团,我们称这样的集团为"神经网络"(neuron network)。

解剖学家布罗迪等曾写过这样的论文并备受注目:"从出生至20岁左右,神经元的数量是基本没有变化的,从20岁左右开始减少,到80岁时减少至原来的37%。"

简单计算后可以发现,20岁之后,每天将减少10万个神经元。当然,随着年龄的增长,减少的数量也会不断增加,如果是50岁以上的人,神经元每天减少的数量可能会达到15万~20万个。

在"废用综合征"(disuse syndrome)功能的驱使下,不被使用的神经元最终难逃坏死的命运。因此,只有通过脑部训练激活大脑,才可以最大限度地降低神经元的减少率。

在这里让我们简单地了解一下神经元的构造。如图7所示,一个神经元是由一个有核细胞体与向四周伸展的树状突起及神经纤维组成。当然,这样的构造并不是神经元与生俱来的,而是在婴儿诞生之后才开始真正发育成熟的。

图8所示为神经元的成长过程,从图中可以明显看出,神经元从左至右逐渐发育。伴随着神经元的成长,如同日益茂盛的树枝一样,树状突起不断延伸并逐渐复杂化。

当然,神经纤维自身也在不断延伸并不断产生分叉。同时

图7　神经元的构造

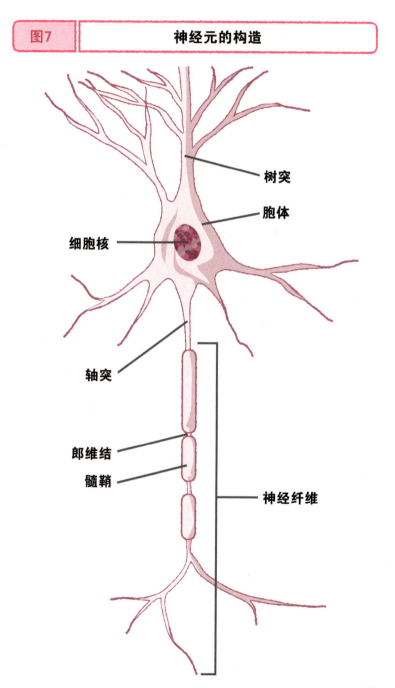

在枝干前端，还会生成其他神经元的树状突起或细胞体并相互连接。也就是说，神经纤维的作用在于将神经元发出的信号传递至其他神经元或血管细胞等。发育成熟的神经元如图8右侧所示。

图8　　神经网的生长过程

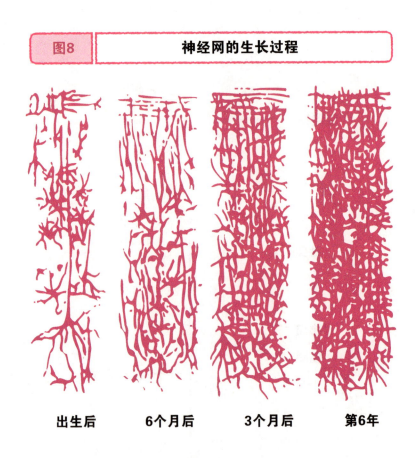

出生后　　6个月后　　3个月后　　第6年

※出处：引自时实利彦著《作为人类》岩波书店出版

通过反复学习强化神经传递网络

接下来让我们来了解一下神经元之间的联系是如何形成的。**图9**所示为条件反射产生的过程。

例如,我们第一次看见酸梅干时,嘴里不会产生任何反应。当然,也不会分泌唾液。然而,从把酸梅干放入嘴里的瞬间开始,酸的感觉就会传达至大脑,同时嘴里开始分泌唾液。

之后,通过不断重复看见酸梅干并将其放入嘴中的动作,今后只要一看见酸梅干就会不由自主地开始分泌唾液。

"看见酸梅干"这一行为与"分泌唾液"这一动作之间本来并没有任何联系,但是在重复"看见酸梅干并将其放入嘴中"这一动作的过程中,大脑中形成了新的神经网络并记住了分泌唾液这一行为。这就是"条件反射"的基本原理。

一般所说的学习主要都是通过这样的机制而形成的。例如,你在解答本书中所收录的右脑练习题时,一定是经过反复思考后才开始作答的。此时,信号活跃地穿梭于多个神经元之间。

一瞬间,你的大脑中就闪现出了正确答案。在出现"啊,我明白了!"这一感受的瞬间,也正是大脑中的某一神经元与其目标神经元之间形成新的突触的瞬间。

要想不断增加神经元之间突触的接触,持续不断的学习是非常重要的,即使每天只花很少的时间。通过反复学习,不仅可以不断强化神经传递网络,甚至可以引起大脑内部的化学变化,进而改变整体的记忆机制,提高学习效率。

| 图9 | 条件反射与无条件反射 |

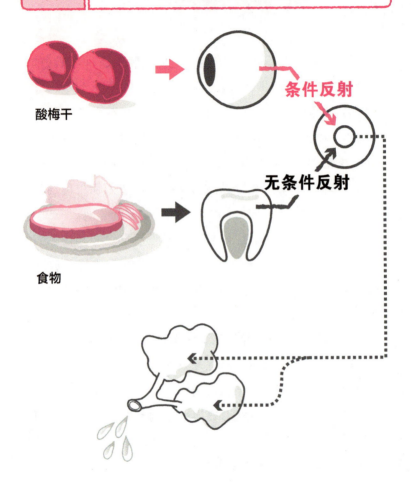

第2章
了解大脑各个区域的功能

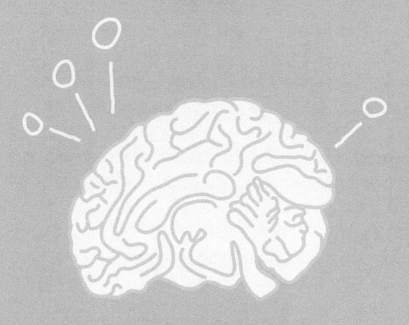

首先，人脑可分为大脑边缘系统和大脑皮质两大部分，然后进一步细分成多个复杂的组织。在第2章中将会详细讲解大脑中支配记忆和行为的各组织的功能，还将对右脑与左脑的区别进行剖析。

人脑与其他哺乳动物的脑部差异

如**图1**所示,对各种哺乳动物进行比较后可以发现,在从低等动物向高等动物进化的过程中,作为旧脑的大脑边缘系统不断退化变小,而作为新脑的大脑新皮质则不断增大。

例如,观察兔子的大脑我们可以发现,黑色的部分较小,红色的部分占据了大脑的大部分,也就是说兔子的大脑基本上是由旧脑构成的。其证据在于,兔子饥饿时,只要是食物,什么都吃。同时,由于戒备心较强,看见敌人就会本能地拔腿而逃。

由于兔子的大脑里基本上没有新脑,所以其行动模式是非常单纯的,不会出现过于复杂的活动方式。相对于兔子来说,猫的新皮层则相对较多,行动方式也会比兔子稍微复杂一些。猴子的新皮层是非常发达的,其大小甚至超过了大脑边缘系统。

除人类以外,黑猩猩、大猩猩等接近于人类的猿类动物也拥有各种各样发达的智慧。当然,其智慧水平是无法和人类相提并论的。不论是新脑还是旧脑,猿类与人类的差异都是非常显著的。另外,在构成大脑的神经元的数量方面,人类与黑猩猩、大猩猩相比,也具有绝对性的优势。

图1　人类与其他哺乳动物的脑部差异

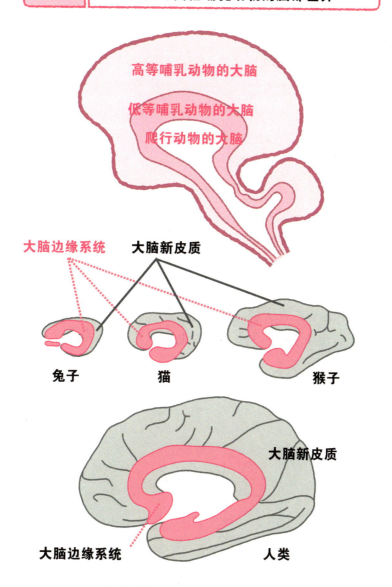

各种动物的大脑边缘系统与大脑新皮质的区别

了解大脑边缘系统的组织结构

图2所示为大脑边缘系统的组织结构,该区域在大脑进化过程中扮演着重要的角色。由于它是由鱼类的古皮质以及从两栖动物开始出现的原皮质所构成,所以与爬行动物时代开始出现的新皮质相比,可以说是较为古老的皮质。

大脑边缘系统是由多个组织构成的,主要包括扣带回、海马、杏仁体、穹窿等。这些部位均位于发展后的新皮质的下方,作为动物生存不可缺少的中枢系统发挥着重要的作用。

在大脑边缘系统中,由于杏仁体的形状类似于杏仁,所以称之为杏仁体。该部分的主要功能是控制本能的高兴不高兴、喜欢不喜欢、爱憎等各种冲动心理的中枢系统。

也就是说,在大脑所掌管的智慧、情感、意识这三大活动中,大脑边缘系统主要负责的是与情感有关的部分。除情感之外,大脑边缘系统还有一个更重要的作用,那就是记忆。记忆与刚刚所提到的大脑边缘系统中的海马有着密不可分的关系。

第2章 了解大脑各个区域的功能

图2　大脑边缘系统的构造

※ 各种组织彼此的分界并不明确

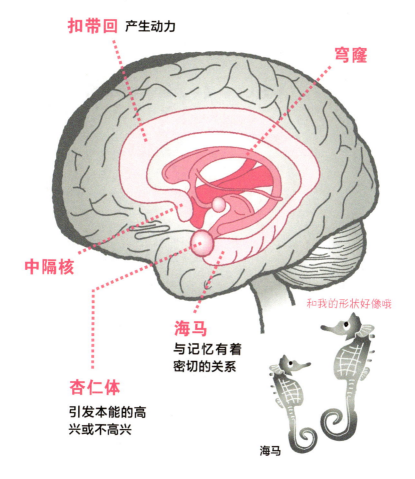

大脑边缘系统 与本能、情感有关的原始脑

扣带回 产生动力

穹窿

中隔核

海马 与记忆有着密切的关系

杏仁体 引发本能的高兴或不高兴

和我的形状好像哦

海马

出处：岩田诚监修《大脑的构造》NATSUME社出版

了解大脑新皮质的四大区域

如图3所示，人类的大脑皮质可以分为4个区域。在各个脑叶中，存在被称为"联络区"的掌管人类最高级功能的区域，它们分别是额叶、颞叶、顶叶和枕叶。

在额叶中存在被称为躯体运动联络区的控制高级运动功能

图3　人类大脑皮质中的脑叶与联络区

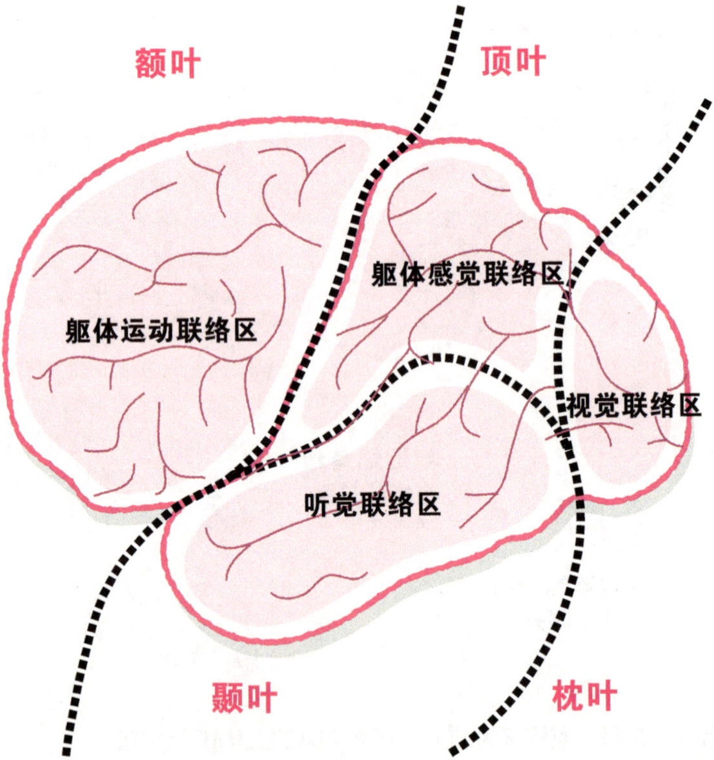

额叶　顶叶

躯体运动联络区

躯体感觉联络区

视觉联络区

听觉联络区

颞叶　枕叶

的联络区。也就是说各个脑叶都分为联络区和非联络区（脑叶＝联络区＋非联络区）。

大脑新皮质是在大脑进化过程中产生的新的部分。在大脑新皮质中，与其他区域相比，各个联络区属于新产生的区域，也是人类与其他动物产生根本性差异的区域。

图4所示为被称为大脑分工图的解说图。通过该图我们可以看出，大脑新皮质对各种功能进行分工并逐一执行。例如，枕

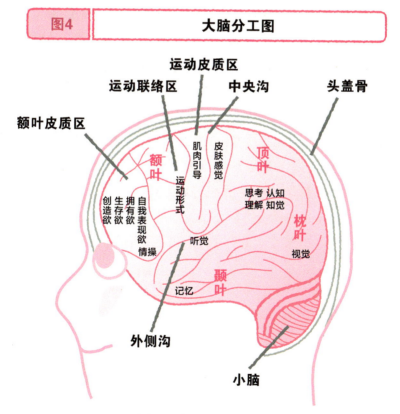

出处：引自高木贞敬《培育大脑》岩波新书

叶可对进入眼睛的信息进行各种形式的处理，位于中央沟前部的运动联络区、运动皮质区等区域可以以多种形式输出各种基本的运动，从而控制所有的肌肉运动。

颞叶是听觉及记忆中枢存在的区域，额叶皮质区所负责的是自我表现欲、拥有欲、生存欲、想象力等区别于其他动物，负责实现所谓的人类特有的表现方式的多种活动程序。

小脑是身体运动记忆的储藏库。例如，闭着眼睛也可以画画就是小脑的功劳。因此，一旦小脑受到伤害，曾经获得的运动记忆就会消失，从而对身体的运动产生严重的负面影响。

顶叶控制着人类对空间的认知，通过与运动联络区的联合作业，可以使身体做出正确的动作，并可对细微的动作进行调整。

图5所示为进行心算时，大脑的局部血流量出现增加的区域。在进行从50开始每次减去3的心算时，左脑和右脑共有18个小区域会出现血流量增加的现象。淡红色区域的增加量为0.5%，深红色区域为1%，白色区域为5%。

在回忆风景的试验中，让试验对象坐在椅子上，并让他们闭上眼睛在心中想象从走出家门后到目的地之间沿途应该可以看到的风景。

这种情况下，可以发现大脑联络区中有约30个区域会出现血流量增加的现象，特别是与视觉认知密切相关的视觉联络区的活动尤为显著。另外，在进行文字游戏、名词与动词的变化、语义的解释等活动时，都可以在身体运动联合区发现局部血流量变化的现象。

更重要的是，无论在哪种情况下，都不只是在大脑的某一个区域,而是在很多区域都可以看见变化。也就是说,通过这些区域的联合作业,我们才可以看见大脑皮质联络区,特别是额叶的变化。

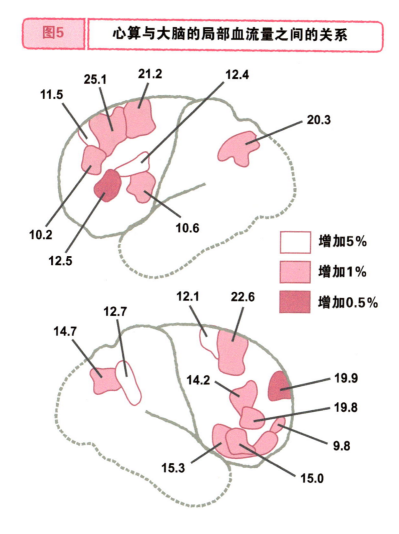

图5 心算与大脑的局部血流量之间的关系

大脑对过去的经历了如指掌

颞叶中存在着重要的记忆中枢。加拿大的怀尔德·格雷夫斯·潘菲尔德博士曾治疗过多例癫痫患者，并做过切除通过脑波检测找出的颞叶受损部位的手术。他在进行开颅手术切除受损部位之前，对大脑各部位的功能进行了深入的研究。**图6**所示即为其研究成果的一部分。

例如，在对标有1的部位进行刺激时，患者会突然尖叫："啊，我看见了熟悉的街景，有汽车通过，有人在行走。"当问到"这是哪里？"时，对方会按照对过去的回忆回答到："是我小时候经常去的公园。"并且还会加上一句："这样的景象我早已忘记得一干二净了。"

接下来，在对标有42的区域进行电流刺激时，患者会回答："有小偷出现在眼前。"实际上，该患者确实曾经遭遇过小偷，当时的恐怖记忆经过电流刺激再次浮现。

让人惊讶的是，"大脑中所浮现的这些景象并不像照片一样是静止的，而是像电影一样以动画的形式放映出来。"患者如是说。不仅如此，甚至连声音都听得一清二楚。

然而，当电流停止后，这些景象和声音就瞬间消失了。再次对相同的区域进行电流刺激时，相同的景象和声音又会重新出现。

通过上述实验我们可以得知，只要重复对颞叶进行刺激，就可以使相同的景象和声音重复出现。如图6所示，脑海中所浮现的景象一定是以前曾经经历过的，或是身边发生过的事情。

通过上述事实我们可以得知，颞叶可以对过去所发生的事情如实保存，如果将两侧的颞叶全部切除，其保存记忆的能力就会丧失，从而出现严重的记忆障碍。

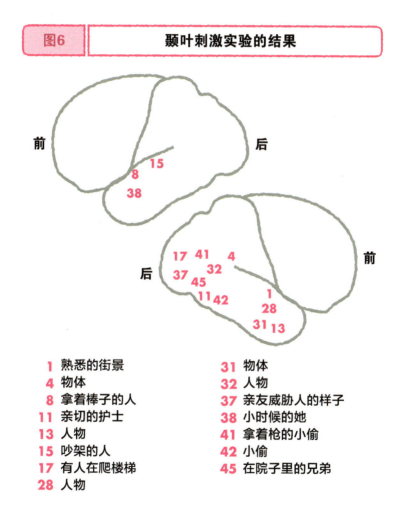

图6　颞叶刺激实验的结果

1　熟悉的街景
4　物体
8　拿着棒子的人
11　亲切的护士
13　人物
15　吵架的人
17　有人在爬楼梯
28　人物
31　物体
32　人物
37　亲友威胁人的样子
38　小时候的她
41　拿着枪的小偷
42　小偷
45　在院子里的兄弟

有关运动皮质与皮肤感觉皮质功能的基础知识

图7是将手术刀A放入大脑新皮质的中央沟的稍靠前的部位,以与中央沟平行的方向截断的脑部断面示意图。我们称之为潘菲尔德分布图,它所表示的是控制运动与皮肤感觉的大脑皮质所负责的身体各部分的分布区域的大小。

沿着大脑表层,从左上方向右移动至右下方,井然有序地排列着控制身体各部位的神经元,线的长度表示的是这些区域的神经元的数量(脚趾、脚踝、膝盖、臀部、身体躯干、肩部、手肘、手、手指、颈部、眉毛、脸部、嘴唇、下颚)。

同时图中还表示出了身体的各个部位。身体各部分区域的大小则以神经元数量的多少为比例来表示。从中我们可以看出,手部区域是非常大的。由于手部可以进行如熟练地使用剪刀或者菜刀,巧妙地用手脚处理棒球或足球,灵活地在钢琴键盘上移动等各种细微的动作,因此该区域必然会特别发达。

另外,脸部和嘴的区域也相对较大,这表明脸部表情是非常丰富的。为了自如的说话,表现出自己的喜怒哀乐,必须调动大量的神经元。

与此相对,虽然大腿部、臀部、身体躯干等处的肌肉细胞非常多,但由于不需要进行细微的运动,所以少量的神经元就足以控制这些部位,在大脑表面所占的区域也相对较少。如果仅用神经元的数量来描绘人体,那么控制动作纤细且多样的身体部位的神经元会较为密集。

图7 　运动皮质及皮肤感觉皮质在大脑皮质中的分布

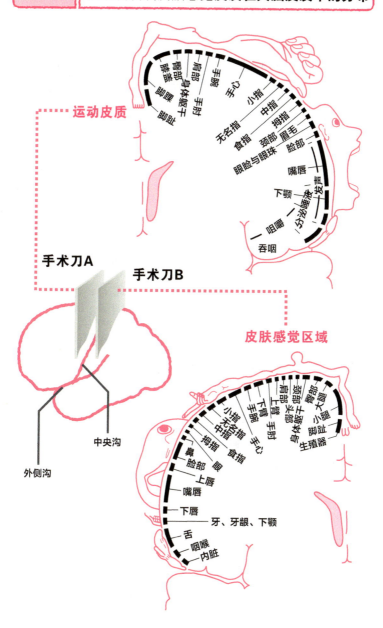

左右脑的功能差异

图8所示为左右脑功能差异示意图。左脑所控制的是语言及逻辑、分析性思维等。读书、计算等也是由左脑来负责的。而右脑所控制的是非语言性的、视觉性、空间性、知觉性思维等。当然,左右脑并不是完全独立的。左右脑之间由被称为脑梁的神经纤维束连接,互相交换信息。

另一个特征是,右脑所控制的是左半身的动作,而左脑所控制的是右半身的动作。也就是说,只要积极使用左半身,就可以使右脑更加灵活。特别是使用右手的人,由于平时使用右半身的机会较多,几乎没有使用左半身的机会,因而在不知不觉中,右脑会因缺乏锻炼而逐渐衰退。因此,建议大家在日常生活中可以更加积极地使用左半身。

例如,尝试用左手来刷牙,用左脚来运球等。当然,并不是说只要使用左半身,右脑功能就会立刻得到提升。

只要在日常生活中积极地使用左半身就可以使右脑更加灵活,这一点是无庸置疑的。每到周末,一天可能会有12小时以上的时间,我都坐在电脑前写作,但每隔2小时,为转换心情,我都会用左手来玩10分钟左右的托球游戏。

这一动作不仅可以使右脑更加灵活,还可以使因脑力劳动而疲劳的左脑得到休息。让我们养成积极使用左手的习惯吧,这样就可以在提升右脑功能的同时,使我们的工作效率得到大幅度的提高。

现在介绍一个可以在早晨上班的公交车里进行的训练右脑

第2章 了解大脑各个区域的功能

图8　左右脑功能差异

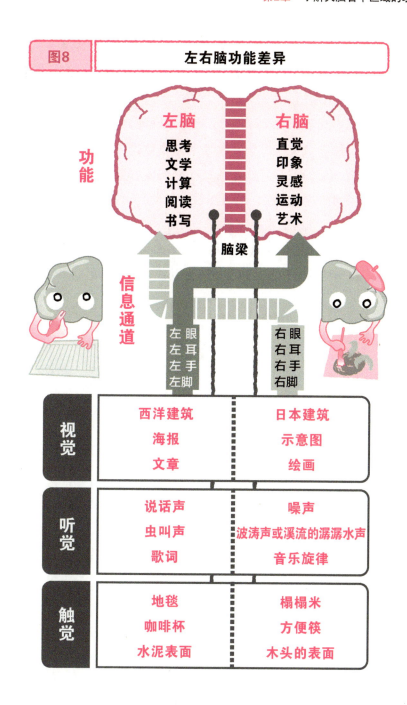

的方法。首先是动态视力训练。此方法非常简单，在逐一阅读从车窗里看见的招牌上的图片或文字之后，将视力停留在电线杆或铁轨的枕木上。

通过迅速转动眼球，就可以毫无疑问地提高你的动态视力。在上班的公交车上快速阅读从旁边急驰而过的汽车的车牌也是非常有效的训练方法。通过在瞬间读取数字，在高速移动过程中识别图片或文字，就可以很自然地启动右脑的开关。

接下来要训练的是眼球肌肉。只需尽量快速地移动视线，将张贴在公交车上的广告从头到尾扫一遍即可。瞬间转移焦点有助于眼球肌肉的锻炼，还可以提升右脑功能，使大脑更加灵活。

第3章

思考与智能有关的问题

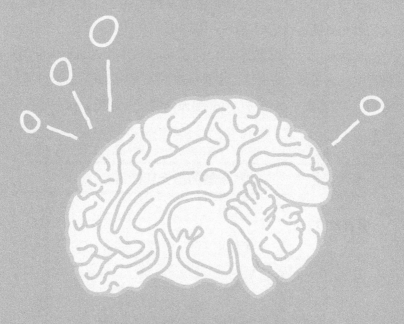

人脑是通过多种智能同时发挥作用而获得急速发展的。在这些智能中,充分锻炼自己所擅长的,正是脑部训练的核心技巧所在。接下来将要介绍的就是智能与脑部训练的技巧问题。

了解加德纳的多元智能理论

美国著名认知心理学家霍华德·加德纳认为,"我们的智能并不是单一的,而是多种智能的复合体。"这一理论被称为"多元智能理论",通过智能的多样性及复合作用实现人类进化的事实就摆在我们的眼前。

也就是说,如果智能是单一的,那么人类将无法进化至今天的程度。他预测,正是因为多种智能同时发挥作用,人脑才可以得到迅速的发展,人才可以获得建设高度文明的能力(图1)。

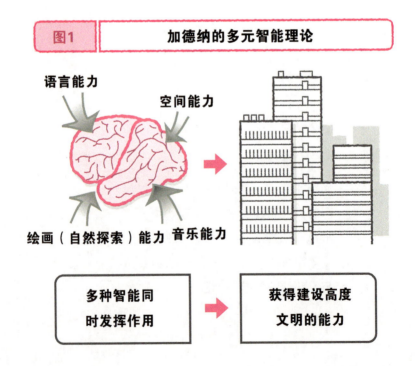

图1　加德纳的多元智能理论

加德纳将智能分成"语言"、"空间"等6种能力。他的独创性理论发表于1983年，虽然已经过了几十年之久，但仍得到很多学者的支持。

以加德纳的分类理论为基础，加上源自最新的认知脑科学成果的两种能力，现在可将智能细分成如表1所示的8种能力，分别是：

1. 语言能力
2. 绘画（自然探索）能力
3. 空间能力
4. 逻辑数学能力
5. 音乐能力
6. 身体运动能力
7. 人际关系能力
8. 内省能力

这些能力如**表1**所示。

语言能力是指理解、记忆看见或听见的语言，并以这些信息为基础进行会话、书写等行为的能力。会话、读书、写作等基本的能力都属于语言能力所控制的范围。

绘画（自然探索）能力是指理解、记忆以绘画为代表的视觉对象的形态、模式等，包括描绘图案、图形的能力。这种能力对于绘画鉴赏、画家来说是不可缺少的能力。

空间能力是观察事物以怎样的速度、关系而存在并对此进行记忆的能力，同时包含以此为基础对行动进行组合的能力。

表1		智能的种类
1	语言能力	● 理解、记忆看见或听见的语言的能力
		● 进行说话、书写文字等行为的能力
2	绘画（自然探索）能力	● 理解、记忆视觉对象的形态、形式的能力
		● 画图、绘画等的能力
3	空间能力	● 察觉物体的速度、位置等的能力
		● 以此为基础对行动进行组合的能力
4	逻辑数学能力	● 逻辑性思考、理解事物的能力
		● 理解、运用数学符号的能力
5	音乐能力	● 察觉、理解、记忆音乐的能力
		● 唱歌、演奏的能力
6	身体运动能力	● 观察、记忆身体姿势及运动姿势的能力
		● 控制身体运动的能力
7	人际关系能力	● 恰当地处理以人际关系为代表的社会关系的能力
		● 采取适当的社会性行为的能力
8	内省能力	● 适当地控制自我情感的能力
		● 理解他人情感与自我情感的能力

可以说这是日常生活中十分重要的能力之一。例如，步行或驾车至某一目的地时，需要我们具有一定的空间能力。在爬山或郊游时，如果不能充分地发挥空间能力，就会迷路。

逻辑数学能力是理解以及逻辑性运用各种数学符号的能力。这种能力被用于数学计算及心算中，也是数学家和物理学家必须具备的能力。

音乐能力是察觉、理解、记忆音乐的能力，还包括唱歌、演奏的能力。目前已经证实，在欣赏音乐剧时，这种能力尤为活跃。

身体运动能力是观察、记忆身体姿势及运动姿势的能力，还包括以此为基础灵活控制身体运动的能力。要想成为优秀的体育运动员，需要最大限度地发挥我们的身体运动能力。

人际关系能力是指控制察觉、理解、记忆以人际关系为代表的社会关系的能力，即以此为基础采取恰当的社会性行为的能力。人际关系能力是在恰当地处理包括婚姻生活在内的社会关系的过程中所不可缺少的能力。

内省能力是理解、记忆他人情感（包括表情）和自我情感，适当地控制自我情感的能力。经常听到的"EQ"（Emotional Quotient的缩写，即情商指数），基本上指的就是情感能力。

充分磨练自己的特长

所谓的天才，是指彻底磨练自己的特长的人。**图2**所示为"特长测试问卷"，如同拥有巧手巧腿、"千里眼""顺风耳"的人一样，每个人都有自己的"特殊才能"。在这八种智能中，意识到自己究竟擅长哪种能力是非常重要的。

接下来，请从加德纳的八种智能中选择自己擅长的领域。答案可以超过一项，但最多不要超过三项。其中不仅包括你认为自己擅长的能力，还包括自己有兴趣的能力或每天钻研、努力学习的能力，因为无论哪种都有可能转变成你所擅长的能力。

在进行脑部训练的过程中，不能忘记的一点是，要集中对你所擅长的领域进行彻底持续的训练。当然，如果这种能力是与工作直接联系在一起的，就没有必要赘述了。

例如，最近的大脑生理学研究表明，人脑中存在可以识别人脸的"表情细胞"。不仅如此，这种表情细胞还会进行详细的分工，甚至存在识别婴儿脸部的"婴儿细胞"，识别老人脸部的"老人细胞"。

当然，棒球选手铃木一朗的"棒球细胞"的区域一定远大于其他人，而老虎伍兹的"高尔夫球细胞"一定非常发达。

如上所述，由于只有自己的特长才能得到世人的肯定，所以我们必须正确认识应该锻炼的脑部区域。人生是有限的，只有那些能够在有限的时间里最大限度地锻炼自己所擅长的领域的人才能够获得成功。我们就生存在这样的竞争社会中。

图2　特长测试问卷

特长测试问卷

填写日期　　年　　月　　日

智能的种类	兴趣	合理程度	实用性	综合得分	优先顺序
语言能力					
绘画（自然探索）能力					
空间能力					
逻辑数学能力					
音乐能力					
身体运动能力					
人际关系能力					
内省能力					

感想填写区

_____
_____
_____
_____

注1："兴趣""合理程度""实用性"分别以10分为满分来填写
注2：综合得分是三项得分的合计（满分30分）
注3：优先顺序是以综合得分为参考按照1~8的顺序进行排序

何谓PQ金三角

北海道大学医学研究科的泽口俊之教授在其著作中对"PQ金三角"理论展开了论述。

图3　　　　　　　　PQ金三角

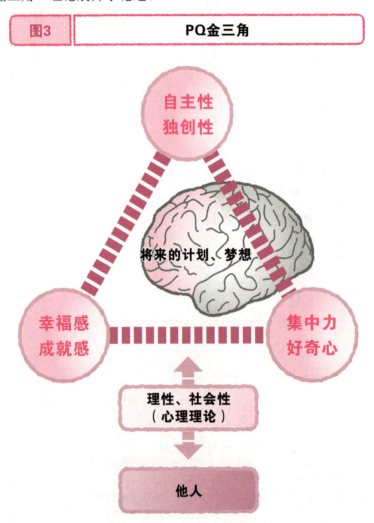

如**图3**所示，三角形的顶点分别是：

1. 提高集中力和好奇心的要素
2. 提高自主性、独立性、独创性的要素
3. 经常追求幸福感、成就感的要素

泽口教授在自己的著作中论述到，只要将该金三角与现实结合在一起，必然能够涌现出对将来的展望、梦想、计划。也就是说，PQ值高的人是运动联络区被激活的人，可以说他们具备积极实现创造性人生的能力。

真正的脑部训练需同时提高这三个要素。例如，铃木一朗、老虎伍兹等可以说是通过提高三角形各个顶点的要素最大限度地发挥自身潜能的人。

确实，他们在才能上优于一般人，但仅仅如此是无法获得冠军的。为什么这么说呢？因为这个世界上到处都是拥有多种才能却无法崭露头角的人。

那么铃木一郎、老虎伍兹的了不起之处究竟在哪儿呢？就在于他们拥有常人所不能及的饱满的热情与动力。

人体中存在被称为动力荷尔蒙的物质，学名为"促甲状腺激素释放激素"（TRH），精力旺盛时就会大量分泌。这种激素不仅可以让人精力旺盛，还可以提高集中力，从而引发新的热情和动力。从这一点来说，这种激素是非常优秀的激素。下面让我们简单了解一下动力激素在大脑内是如何被分泌出来的。

然而，这种激素多少存在一些问题。并不是只要自己想激发自己的热情，就可以分泌出这种激素。实际上，位于分泌路径上的海马和杏仁体会对是否分泌动力激素作出判断。判断的标准包括个人对将要实行的事情的喜好程度，虽然有兴趣但是否能获得满意的报酬，在过去的经验中是否曾获得过快感等。这当中只要有一项不符合，就不会分泌这种激素。即快乐程度、好奇心、报酬等是激发热情和动力的必要因素。另外，对于目标的成功体验等过去的快乐经验也是激发热情和动力的重要因素之一。

支撑行动力与集中力的两组神经系统

这里将要说明的是与行动力和集中力密切相关的"A6神经"和"A10神经"（图4）。

| 图4 | A6神经和A10神经的路径 |

A6神经在大脑中的分布

标注：大脑新皮质、大脑（大脑基底神经节）、运动联络区、下丘脑、A6、大脑边缘系统、脑下垂体、脑干、小脑、脊髓

A10神经在大脑中的分布

标注：大脑新皮质、大脑、运动联络区、下丘脑、A10、大脑边缘系统、脑下垂体、脑干、小脑、脊髓

出处：引自大木幸介著《让大脑活跃起来的脑科学》（讲谈社BLUEBUCKS发刊）

两种神经系统都可以大量分泌能够使大脑清醒、给予大脑快感的神经传递物质儿茶酚胺（catecholamine，包括多巴胺、肾上腺素等物质）。A10神经从脑干出发，经过控制欲望的下丘脑、位于大脑上部的大脑边缘系统，到达掌控思维、创造性的运动联络区。它是引发快感的中枢，事实上，无论刺激A10神经的哪个部位都可以得到快感。A10神经可以被称为"快感高速公路"。

A10神经可以分泌大量的多巴胺。多巴胺是快感和创造性的原动力，是能够让大脑清醒的传递物质。对于其他动物来说，多巴胺多消耗于大脑的运动联络区。这种多巴胺可以引发只有我们人类才能够感觉到的好奇心、快乐、创造欲，支撑着动力和集中力。

另一方面，A6神经有两根，一根从脑干出发贯穿整个额叶。另一根则从脑干出发到达脊髓。与A10神经相比，其特征在于神经路径非常长。它是大脑内部最能促进大脑清醒的神经，因此又被称为"动力高速公路"。A6神经所分泌的是以多巴胺为原料而生成的肾上腺素。肾上腺素与多巴胺一样，都是可以使大脑清醒的传递物质，但如果过多则会引发狂躁症。相反，如果过少则会引发抑郁症或神经性疾病。

肾上腺素不仅存在于大脑内部，肝脏上方的肾上腺也会分泌肾上腺素，广泛分布于全身的神经系统也可以分泌肾上腺素。在出现"开始战斗""好好学习""好好工作"的欲望时，肾上腺素就会遍布全身。与多巴胺一样，肾上腺素也是支撑动力的重要的全身传递物质。

了解脑部认知机制

图5是一个正方体。请注视该图形10～15s,你将会发现,该正方体看起来似乎呈现从斜上方俯视或从斜下方仰视两种图像。

接下来,你应该会发现,每隔几秒两种图像就会替换一次。实际上,有这样的认识是我们脑部的重要特征。由于两种图像无法同时认知,每隔几秒两种图像就会在大脑里随机进行替换。

图5　对正方体的认知

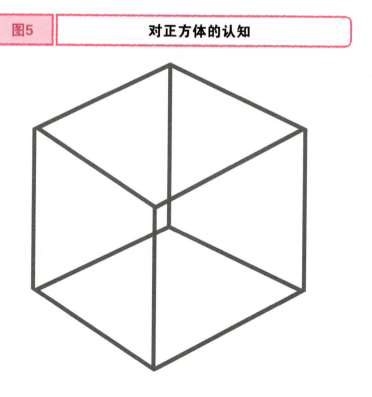

该现象颇有意思之处则在于，无论感觉到的是哪种图像，实际进入眼睛的光能的形式是完全一致的。尽管观察的是同一个正方体，但大脑所认知的正方体是两种。

现对类似现象举例说明如下。请看**图6**，该图在心理学上非常有名，观察该图，大脑中可以出现花瓶和两人以侧脸互看两种认知形式。

图7是有名的"萨勒姆的少女和魔女"。它再一次告诉我们

图6	两种认知方式的存在

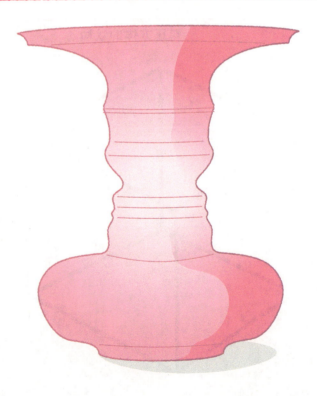

第3章 思考与智能有关的问题

人脑一次只可以浮现一种想象或经历。有时,你会认为她是一个有着大鼻子的魔女的侧脸。接下来的瞬间,你的脑海中又会出现一个可爱少女的侧脸。一瞬间看似少女的部分又立刻变成了魔女,或者一瞬间看似魔女的部分又变成了少女的侧脸,大家可以通过这个插图试着体验一下。

这与之前的正方体一样,虽然观察的是相同的图像,大脑中却会出现认知移动。

图7　　萨勒姆的少女和魔女

错觉的产生

我们总是会认为自己看见的就是事实,但实际并非如此,因为人类的感觉是很容易被扭曲的。图8就是一个典型的例子。

虽然实际上11条直线是完全平行的,但却完全看不出平行。例如,将A直线和B直线放在一起进行比较时,越往右下方就会觉得越宽,相反,将A直线和C直线放在一起进行比较时,越往右下方看起来就会越窄。这是由于直线上所画的等间隔的短线的不同方向使我们的视觉出现了扭曲。从图8下方的房间的图片中也可以发现,我们所感觉到的内容与实际内容出现了明显的差异。这个房间的图片中包含着很多广为人知的错觉。

例如,虽然两个吉他的大小是完全一致的,但在我们的眼里,很明显,上面的吉他较大。又或者是对地毯前方的长度(AB)和房间的宽度(CD)进行比较时,看起来房间的宽度要明显长于地毯前方的长度。但实际上,两者的长度是完全相同的。另外,地毯后方的宽度(EF)与地毯往里的长度(BF)是一样的,但无论怎么看,地毯后方的宽度看起来都较短。虽然我们的脑(右脑)可以无意识地补正远近感,但反过来也会被这种知识所欺骗,从而产生上述错觉。

我之所以在这里介绍这些图片,是想强调人的感觉是很容易被所谓的先入为主、确信无疑所歪曲。只有抛弃先入为主、确信无疑等观念,你的潜能才可以真正地发挥出来。

图8　人的错觉

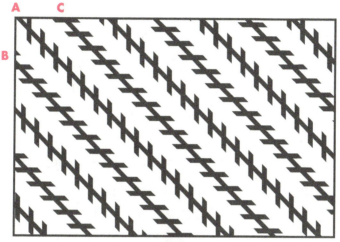

错视图形

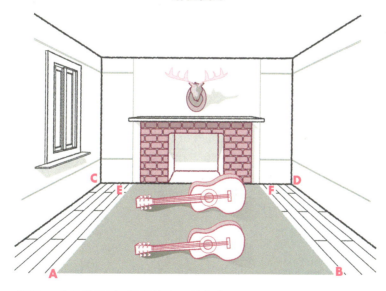

出处：《科学附刊 视觉的心理特集》
　　　形象科学《几何学的错视》

不可能同时出现两种以上的意识

图9为利用猴子进行视觉交替实验的情形。在猴子身上附加不同的条件进行试验。如果是人的话，可以以语言的形式，如"看起来像花瓶""看起来像人的侧脸"等汇报自己所认知的内容。由于猴子不会说话，只能通过食物来让猴子向研究人员汇报其所认知的内容。

通过观察图9可以知道，猴子正注视着电视画面。只是左眼和右眼只能分别看见电视画面的左半部和右半部。

左边的画面是太阳。看见太阳时，只要猴子扳动左侧的控制杆，口渴的猴子就可以喝到果汁。而右边的画面是牛仔，猴子扳动右侧的手柄，也可以得到果汁。研究人员使用这一装置来判断猴子现在所看见的内容。这一试验反复进行了很多次。

在实际的实验中，首先利用外科手术在猴子的脑部放入电极。被称为MT区域的部分是大脑中负责掌管视觉的区域，在此处放入电极，就可以了解到猴子的MT区域的细胞在什么样的条件下会被激活。通过该实验所得出的结果如图9下方的图所示。

横轴为实验所经过的时间，用秒数来表示。纵轴中的刺激表示的是给猴子看的是什么图片，活性表示的是当时插入电极的脑细胞活化的数值，汇报表示的是猴子扳动的是左边的手柄还是右边的手柄。

第3章 思考与智能有关的问题

| 图9 | 用猴子进行的视觉交替实验 |

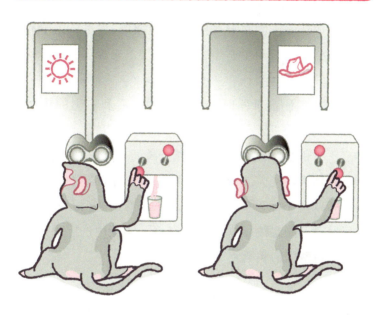

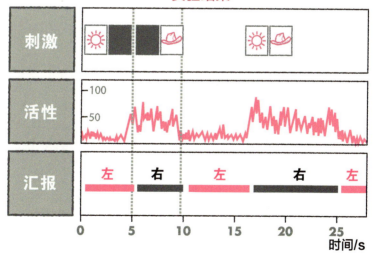

出处：根据利根川进著《我的脑科学讲义》改编　岩波新书出版

最初的5秒，让猴子的左眼看见太阳。左眼看见太阳，右眼什么都看不见，于是猴子扳动了左边的手柄。5秒钟后，太阳消失。这一次让猴子的右眼看见右侧的牛仔。当然，由于猴子只能看见牛仔，它扳动了右侧的手柄。接下来真正的实验就要开始了。

接下来，让猴子同时看见左侧的太阳和右侧的牛仔。此时，猴子究竟看见了什么呢？从结论来说，和之前的正方体的图形、花瓶和侧脸的图形一样，某一瞬间只能识别其中之一。

也就是说，同时让猴子看见太阳和牛仔，猴子识别到太阳时就会扳动左侧的手柄，几秒钟之后，猴子的视野里出现了牛仔，于是就会扳动右侧的手柄。在这一实验中，猴子并没有同时扳动左右两侧的手柄。

第4章
养成充分发挥大脑能量的习惯

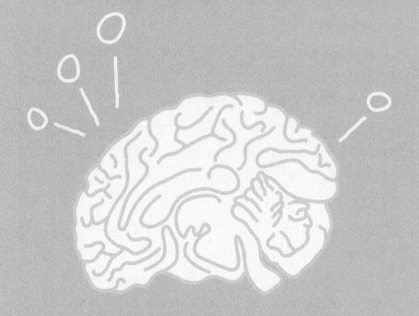

如果希望你的大脑可以在一天中充分发挥作用，那么你就需要从日常习惯开始改变。本章将要介绍如何在一天中有效地使用你的大脑及使其充分发挥作用的具体方法。

每天在同一时间起床可以使大脑更加清醒

要想使你的大脑充满活力,在一天里都能充分发挥才智,必须养成每天在同一时间起床的习惯。我们都知道,对于繁忙的现代人来说,要想确保固定的睡眠时间可以说是难上加难。请大家仔细思考一下:

从早晨起床到出门,你要花多长时间呢?如果是7点半出门,那么提前一个小时,也就是6点半起床,就可以有充足的准备时间,从容不迫地走出家门前往公司。

然而这样一来,就没有早晨的休闲时间了。这样的话,我们就再早起一个小时,将早晨起床的时间设定在5点半。从起床时间开始倒推,为了保证最短的睡眠时间,应该几点上床睡觉就可以简单地计算出来了。为了保证舒适的睡眠,最合适的睡眠时间应该设定为6个小时。最新的睡眠医学证明显示,只要保证6个小时的高质量睡眠就足够了。

为了在5点半起床,只需养成晚上11点半就寝的习惯即可。当然,即使是晚上回家晚了,夜里12点半才上床睡觉,第二天也要争取5点半起床。

也就是说,无论是晚上11点半睡觉,还是凌晨1点睡觉,都希望大家能够养成早起1小时,也就是5点半起床的习惯。无论如何也想保证7小时睡眠的话,那么只要在起床时间的7小时前入睡即可。

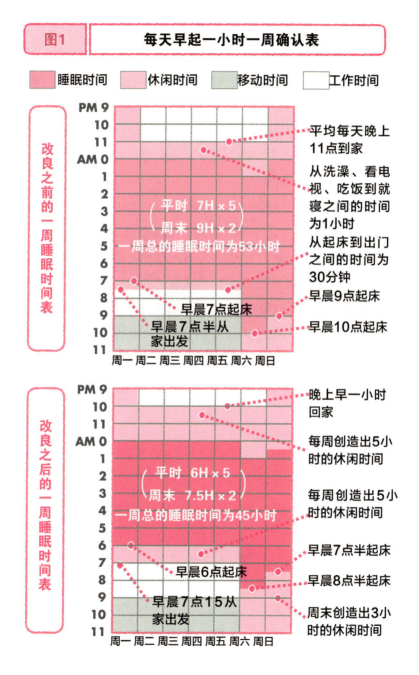

实际上，根据我个人的经验，如图1所示，早晨早起一小时，晚上就寝的时间就会很自然地提前一小时。虽然牺牲了睡前大脑迟钝的一小时时间，却获得了早晨头脑清醒的宝贵的一小时的休闲时间。

要想起床时间固定，生活有规律，需对自己一天的日程安排有一个全面的把握。只有这样，才能安排好自己的日程，从而获得充足的睡眠时间。

千万不要轻视早晨的这一个小时。一天多出一小时，一年就可以多出365小时。早晨总是赖在被窝里睡到最后一刻才起床的人，醒来前的一小时往往容易陷入精神恍惚、浅显的睡眠状态。从睡眠的质量来说，这是质量最差的状态。不仅对于恢复疲劳来说没有任何效果，还容易养成贪睡的坏习惯。

如果你想在早晨5点半以神清气爽的状态醒来的话，那么就将你的CD音响或录音机设定成在5点15分播放你喜欢的音乐。与闹钟相比，轻松的音乐更容易让你从睡梦中愉快地醒来。

现在的音响都有预约功能。即使是没有预约功能的录音机，加上装有计时器的开关，就可以很简单地让它在5点半播放音乐。

音乐以古典音乐和轻音乐为最佳。听15分钟舒缓的音乐可以让你很顺利地从睡眠状态过渡到清醒状态。

当然，即使不是每天都能保证6小时的睡眠时间也没有关系，只要以周为单位，保证周一至周五这五天的睡眠时间的总和为30个小时即可。

例如，周一的晚上只睡了5个小时，那么周二的晚上就早一点上床睡觉。像这样，一定要养成每天早晨5点半起床的习惯，并确保周一至周五五天的睡眠时间的总和能够达到30个小时。

只要坚持这两个原则,即使每天就寝的时间不一样,只要确保每天都能够在上班前两小时起床,一年就可以获得250个小时的黄金休闲时间。

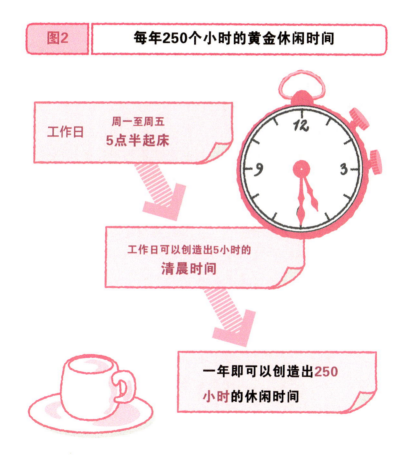

图2　每年250个小时的黄金休闲时间

工作日　周一至周五 5点半起床

工作日可以创造出5小时的**清晨时间**

一年即可以创造出250**小时**的休闲时间

通过腹式呼吸与冥想坐禅激活大脑

通过腹式呼吸及冥想坐禅可以激活我们的大脑。为了能在忙碌的现代社会中生存下去,至少要保留冥想的时间。通过冥想,不仅可以改变自己的行动方式,甚至可以改变人生。

不仅如此,经常使大脑处于冥想状态还可以保持脑部的健康,同时还能防止痴呆。当然,不必多说,在冥想的过程中也会从大脑中突然迸发出灵感或崭新的构思。

冥想的方法很简单,如充分利用空闲时间,努力使自己达到"无我的境界"即可。与吃的过饱则不利于胃肠消化一样,大脑里的信息如果塞得过满,则会因过热而导致功能下降。

仔细翻查自己的行程表你会发现,空闲时间比想象的要多。比如"在车站等车时""在浴缸里泡澡时""在银行等待叫号时""在咖啡厅等待所点的咖啡时""上厕所时""复印的几分钟时间""用微波炉热食物时"等,有很多可以进行冥想的时间。当然,以早晨起床后所进行的腹式呼吸和冥想坐禅最为有效。

腹式呼吸不仅可以让我们的心情放松,还可以给大脑提供充足的氧气,使我们的大脑更加清醒。以打坐的形式进行腹式呼吸,则可以让身心完全放松,从而应对一天的忙碌生活。

接下来,说明一下坐禅的基本方法。我经常使用的是被称为大菩萨坐的姿势。如图3所示,两腿相盘,两手相对,双手的拇指和食指形成圆圈状并分别放在两腿上。

视线可以注视着约一米以外地板上的某一点。接着一边数呼吸的次数，一边引导自己的大脑进入冥想状态。这种方法对于初学者来说，是比较容易进入冥想状态的方法。

接下来，将意识集中于丹田（肚脐下方附近），并尝试着用横膈膜来进行呼吸。伴随着"呼、吸、呼……"的有条不紊的节奏，不断重复**从1数到10，再返回到1**的方式，同时使自己的心情保持平静。

图3　　　　　　　　　坐禅的姿势

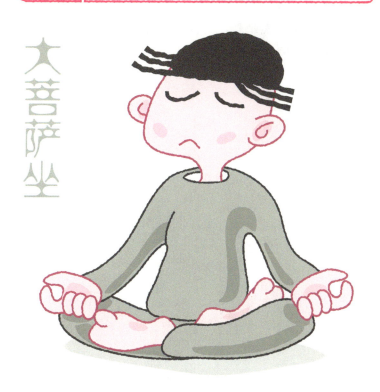

大菩萨坐

此时，将手放置于腹部，在确认腹部出现膨胀的同时大口吸入氧气（吸气），当腹部膨胀至足够大时停止吸气（止气），之后从嘴里慢慢地将气吐出来（呼气）。

呼气时需将腹部的空气完全呼出。节奏上是吸气4秒，止气3秒，呼气8秒，即完成一个循环需要15秒的时间。如此呼吸数次之后，周围的噪音、状况等就会完全从你的意识中消失。

当感觉到自己完全进入自我状态时，表明你的坐禅功底达到了相当高的水平。如果能够感觉到自己的身体被光包围，可以说你已经成为冥想坐禅的高手了。

在腹式呼吸的同时，每天挑战7～12分钟的冥想坐禅，就可以使自己的心情自然平静，身体内部就会涌现出"今天也要加油加油加油！"的正能量。

通过感官开发形象训练创造人生奇迹

最大限度地灵活运用五种感官的形象开发训练是脑部训练的基本原则。有意识地在大脑中进行想象的习惯可以帮助我们自动开启右脑开关。

我们还必须养成定期输出保存在你右脑里的印象的习惯。被我称之为"感官开发形象训练"的形象训练得到了很多商业人士的青睐。

接下来简单说明一下这种形象训练。例如，**表1**中列出了10

表1	感官开发形象训练举例

- 跳入冰冷的游泳池
- 刺鼻的汽油味
- 巨型喷气式客机离开地面直冲云霄
- 倾尽全力地划船
- 使用健身器材拼命锻炼身体
- 沿着陡坡滑雪
- 雷电交加、大雨倾盆的恶劣天气
- 吃极其辣的咖喱
- 在众人面前演讲
- 极其口渴

种形象，不仅包括视觉形象，还包括除视觉形象以外的其他感觉。在使这些形象互相联动的同时，尽量真实地在大脑中描绘出这些形象。

在掌握刚刚所介绍的冥想法的基础上进行这种训练的话，可以取得更好的效果。大家可以单手拿着书，一边看书里的文字一边在自己的脑子里想象书中的内容；也可以先将自己的声音录下来，闭上双眼，一边聆听一边想象，这样就可以获得更好的效果。

上述想象的内容都是我们在日常生活中经常经历的场景。不仅仅是视觉，还要联系触觉、味觉，甚至是嗅觉来进行想象。这样大脑中就一定能够浮现出最真实的画面。

每天针对上述10种画面并做稍许改变进行训练，如喷气式飞机，可以改变其冲入云霄的位置来进行想象。

图4　　　　使形象浮现的方法

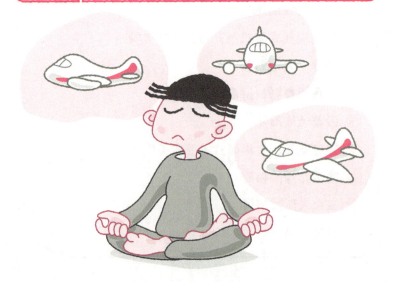

了解脑部活跃曲线

心理学上已经证实，人类可以集中注意力的时间为90分钟。很多研讨会或学校的上课时间都设定为90分钟，主要理由也正在于此。

当然，演唱会、电影等娱乐活动的长度原则上也都是90分钟。这样说来，运动教室或兴趣讲座的长度也都是90分钟。

我开发出了将工作时间分为五个单元的注意力集中持续法（图5）。假设你的工作时间是从上午9点到下午5点半，实际劳动时间为7个半小时（扣除中午休息的时间）。将这一工作时间以90分钟为一个单元进行分割，也就是上午2个单元，下午3个单元。在每个单元之间一定要设定10～15分钟的休息时间。

例如，如果是上午的话，可在10点20～10点40之间休息10～15分钟。同样，可在下午的各个单元之间，也就是下午2点20～2点40之间和3点50～4点10分之间各休息10～15分钟。通过这样的休息可以提高对工作的集中程度。

接下来我们来讲解一下各个单元所适合从事的业务内容。

首先是第一个单元，由于这一单元是大脑最具活力的时间，所以适合从事需要灵感和思考创新的工作。

在第二个单元可以召开一些需要做出重要决策的会议。因为这时的大脑处于判断力和决策力的最佳状态，是最适合决定重要方针的时间带。

第三个单元正好相反，要尽量避免召开重要会议。因为大脑的活动力在这一时间段降至最低，与会人员的大脑都处于打盹儿的状态。如果必须召开会议的话，就只能进行一些对已经决定的项目进行确认的短时间会议。不管怎么说，在这一时间带召开会议是最忌讳的。

在这一时间带我们推荐的是尽量进行一些需要运动的工作。第三个单元最适合的就是让身体动起来的工作。

到了第四单元，大脑又再次活跃起来。第二单元没有处理完的工作可以在这一单元继续进行。例如，可以完成上午没有做完的计划书，召开部门内部会议制定下个月的销售计划等。如果在这一单元可以抓紧时间完成工作，就可以获得更多下班后的自由时间。

第五单元是工作时间内的最后一个单元。在这一阶段，虽然大脑已经非常疲劳，但由于清醒程度较高，所以不会出现打盹儿的情况。因此，这一时间带适合做一些总结性、事务性的工作。像这样，根据大脑的生理活动状态来选择适合的工作内容，可以在集中注意力的同时获得工作上的成功。

第4章 养成充分发挥大脑能量的习惯

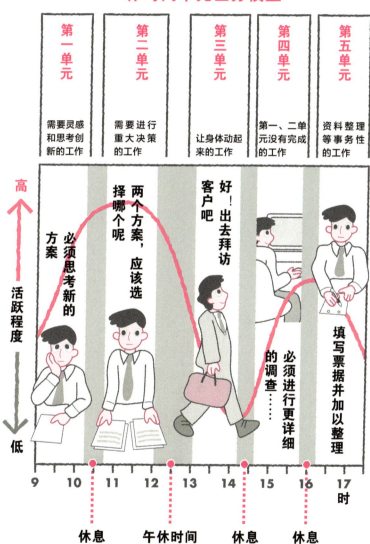

每个人都有专属的"产生灵感的地方"

要想获得灵感,就必须遵循几个原则。虽然获得灵感的地点因人而异,但每个人都拥有容易产生灵感的地方。对于你来说,这个地方究竟是哪儿呢?只有掌握这一点,才能够打开你的潜能之门。

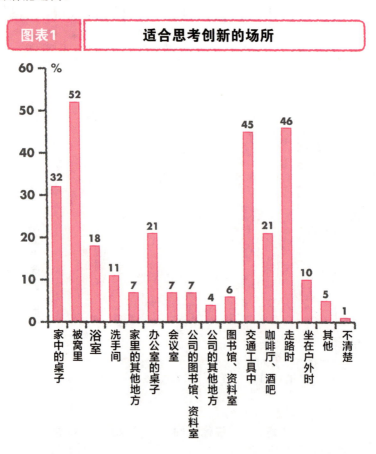

图表1　适合思考创新的场所

场所	%
家中的桌子	32
被窝里	52
浴室	18
洗手间	11
家里的其他地方	7
办公室的桌子	21
会议室	7
公司的图书馆、资料室	7
公司的其他地方	4
图书馆、资料室	6
交通工具中	45
咖啡厅、酒吧	21
走路时	46
坐在户外时	10
其他	5
不清楚	1

出处:创造开发研究所《现代人的思维方式调查2004》

创造开发研究所的高桥诚先生以富有创造性的人为对象，对他们易于产生灵感的地点进行了调查，结果如**图表1**所示。通过该图表就可以看出，产生灵感最多的地方是"被窝里"。

其次是"走路时"，位于第三位的是"交通工具中"。这三个地点的共通之处在于都是我们每天生活必不可少的。当然，洗手间也是易于找到灵感的地点之一。

我大学时的学弟，现任大型钢铁厂商研究开发部部长的K先生曾经说过："对于我来说，洗手间是我思考创新的宝库。"他每天都会在洗手间中思考一段时间，久而久之便会形成通过这种方式来找出新的灵感的思考模式。

在美国也是一样，如在NASA（美国国家航空航天局）的洗手间里，就备有7.5cm×12.5cm大小的卡片和用细绳挂着的铅笔。这就是为了能够记录下在洗手间里产生的灵感而准备的。

然而事情并没有那么简单，灵感和创新并不是只要经过审慎的思考就可以得到的。首先需要将我们期望达成的目标彻底地输入我们的大脑。

在充分了解自己的工作目标的基础上，来到对于自己来说容易产生灵感的地方，就一定能够涌现出崭新的想法。当然，千万不要忘记在你的口袋里放入纸和笔。

不要忽视梦中所产生的灵感

很多伟大的发明都在梦中产生。例如，德国科学家凯库勒所发现的有机化合物的结构式"苯环结构"就源于梦中，因为他在梦中梦见了一条卷曲成一团的蛇。日本首位获得诺贝尔奖的汤川秀树博士曾经说过，很多灵感都源于梦中。博士的枕边总是放着纸和笔，夜里醒来时，总是先把自己所做的梦原原本本地记录下来。

关于做梦，还有很多没有解开的谜团。某新闻工作者在对睡眠机制的研究学者进行采访时，曾经出现过这样的笑话。当记者问到："人为什么会做梦呢？"学者回答到："因为人脑生来就是这样的，再没有别的答案。"我们所知道的仅仅是，几乎所有的梦都出现在睡眠较浅的快速眼动睡眠（眼球会快速移动的睡眠方式）期间。如果梦境是大脑将过去实际经历过的事实、自己所获得的知识混合在一起的产物，那么说梦中隐藏着意外的发现也就不足为奇了。

通过图6我们可以看出，做梦时右脑是非常活跃的，特别是位于枕叶的控制视觉的部分异常活跃。但是，根据最新的信息，以前曾经备受瞩目的在睡眠过程中对大脑进行刺激的"睡眠学习法"似乎根本没有什么效果。由于在睡眠过程中，大脑会阻止来自外部的刺激，所以是不可能进行学习的，这一点已逐渐成为现代科学领域的常识。然而可以确定的一点是，在睡觉之前进行记忆的内容，可以通过睡眠得到巩固。因此，在考试之前，与其开夜车学习，不如认真学习之后好好休息，这样更有利于成绩的提高。巧妙的控制睡眠，不让梦中的灵感溜走，这也是重要的脑部训练方法之一。

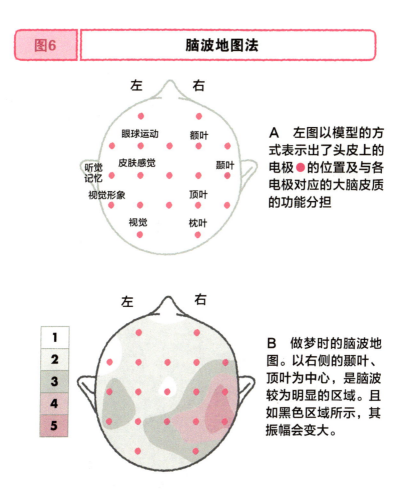

图6　脑波地图法

A　左图以模型的方式表示出了头皮上的电极●的位置及与各电极对应的大脑皮质的功能分担

B　做梦时的脑波地图。以右侧的颞叶、顶叶为中心，是脑波较为明显的区域。且如黑色区域所示，其振幅会变大。

出处：引自鸟居镇夫著《梦中的大脑》中央公论出版

探索面积消失之谜

接下来就让我们来解答一些可以锻炼大脑灵感的具体问题。请看**图7**。如图所示,将边长为8cm的正方形分成四个部分,然后将这四个部分组合成一个等边三角形,结果会怎样呢?上面的正方形的面积为64,而下面的正方形的面积却是65。

为什么面积会增加1呢?实际上,爱因斯坦也曾为这个问题烦恼过。为了解答这个问题,他费尽心思。他的笔记中写着64=65。正确答案在于构成直角等边三角形的两个图形的斜边的倾斜度是不一样的,从而出现了面积差。

图7 面积消失之谜

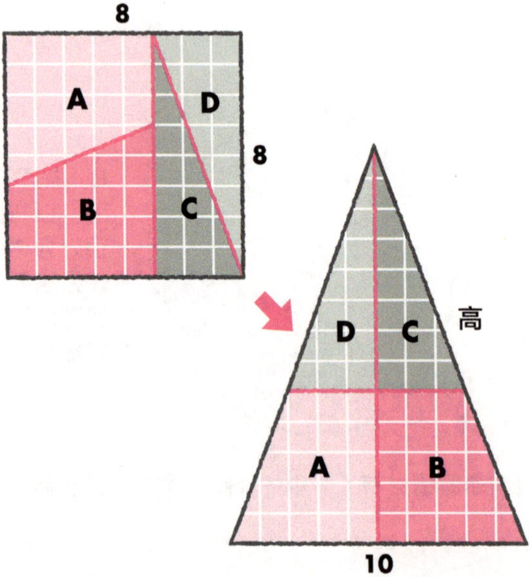

我们进入下一个例题。图8是用8根火柴排列成的两把椅子,请移动其中两根火柴,把椅子收起来。

能够在10秒钟内解答出该问题的人,他们的大脑是非常灵活的。10~30秒钟内解答出该问题的人则属于平均水平。超过30秒的人,或者无论花多少时间都找不到答案的人,则是大脑相对迟钝的人。

人的左脑只能进行一些逻辑性的思考,而右脑则可以发挥想象力灵活的思考。如果你是左脑型的人,那么解答这样的问题可能会存在一定的难度。

接下来请看图9。将画有两匹没有精神的马和骑手的三张卡片组合在一起,使得两名骑手可以骑上精神十足的马。请大家

图8　如何通过移动两根火柴把椅子收起来

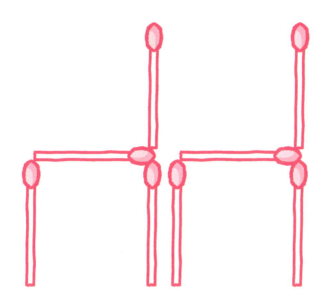

复印下面的图片并沿线剪下三张卡片后尝试着组合一下。

这是著名的拼图作家萨缪尔·罗德的名作。开动右脑巧妙地对这三张卡片进行组合,你一定可以从中找到答案。

图9　　如何让骑士骑上精神焕发的马匹

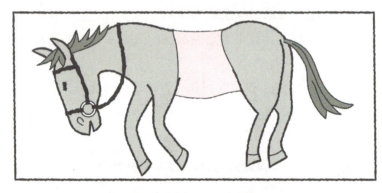

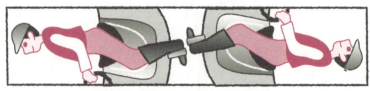

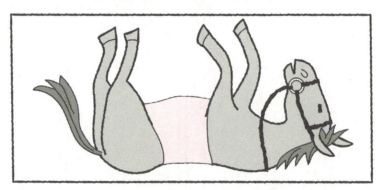

第4章　养成充分发挥大脑能量的习惯

图10也是萨缪尔·罗德名作。这匹以剪影形式制作的马被分成了6个部分,请将这6个部分重新排列成一匹外形较好的马匹图案。大家可以复印该图片,用剪刀剪下马的身体、尾巴以及4条腿,然后巧妙地将它们组合在一起。只要坚持不懈地努力思考,外形较好的一匹马就会在某一瞬间出现在你的眼前。请大家一定要尝试一下。

对脑部进行训练时,有一点是非常重要的,那就是一定要确保进行脑部训练的时间,使之成为一种习惯。我认为,只要坚持在同一时间、同一地点做同样的事情,谁都可以轻而易举地培养出一种才能。

哪怕每天只花10分钟的时间,请大家一定要认真解答本书中所收录的右脑训练题,并使这种训练成为一种习惯。千万不要轻

图10 怎样才能拼成一匹外形较好的马

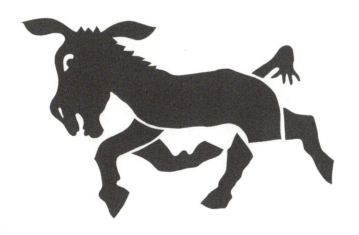

易地去看后面的答案。只要坚持不懈地解答出每一个问题,你脑细胞的神经元就会在某一瞬间连成网络,迸发出灵感。为了这一瞬间的到来,希望大家可以集中精力,努力答题。

图8　如何通过移动两根火柴把椅子收起来

（答案）

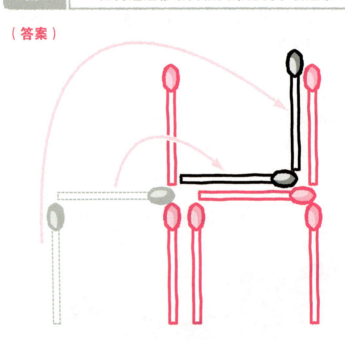

第4章 养成充分发挥大脑能量的习惯

| 图9 | 如何让骑士骑上精神焕发的马匹 |

（答案）

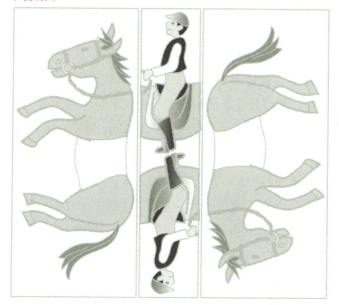

| 图10 | 怎样才能拼成一匹外形较好的马 |

（答案）

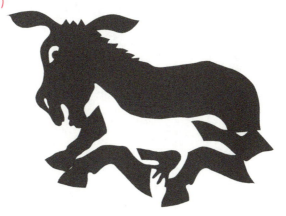

芳香疗法有助于激活大脑

芳香疗法是让我们的大脑更加活跃的有效方法（**表2**）。具有香气的化学物质到达鼻子的嗅觉神经后会转化成电流刺激，从而传递至大脑边缘系统中的杏仁体。由于杏仁体是与情感相关的部分，所以最终会影响到大脑内部各种激素的分泌。

例如，熏衣草、甘菊的香气可以让大脑分泌一种叫做血清素的脑激素。血清素具有稳定情绪、放松心情的效果，因此，可以说对于容易不安、压力较大的人来说是最合适的。

提高血清素的药物作为具有划时代意义的抗精神药物很早以前就问世了。茉莉花的香气可以促进大脑分泌一种叫做脑啡肽的脑激素，这种激素可以给我们带来幸福感。因此，在丧失信心、情绪低落时是非常有效的。迷迭香、罗勒的香气可以使我们的注意力更加集中。由于薄荷可以促进大脑分泌去甲肾上腺素，让我们更加有精神，所以可以在没有精神的时候使用。

像这样，通过化学物质来控制脑激素，使自己保持良好的精神状态，从而提高工作效率，这也是芳香疗法最重要的作用。

第4章　养成充分发挥大脑能量的习惯

表2	芳香疗法的重要作用	
1	熏衣草	缓解疲劳。对失眠非常有效 可以放松心情
2	迷迭香	使注意力更加集中。具有抗菌作用 具有加强消化系统器官功能的作用
3	甘菊	放松作用。缓解更年期症状 对花粉症起到缓解作用
4	桉树	提高免疫力。缓解精神疲劳 使注意力更加集中
5	橘子	提高情绪。具有温暖身体的作用 对干燥皮肤非常有效
6	薄荷	增进欲望。增强记忆力 具有清醒效果。促进血液循环
7	茉莉花	提高情绪。集中注意力 带来幸福感
8	罗勒	集中注意力。提高情绪。对头疼、鼻塞非常有效

第5章

成为记忆高手的最新必备诀窍

大家进行脑部训练的目的都是一样的，那就是增强记忆力。那么记忆的机制原理究竟是怎样的呢？这一章将要讲解的就是记忆的原理及训练的方法。

了解记忆的机制原理

接下来让我们简单地了解一下记忆的基本机制。作为世界记忆研究第一人的美国加利福利亚大学圣地亚哥分校的斯奎尔教授将记忆分为"陈述性记忆"和"非陈述性记忆"两种,如图1所示。首先是陈述性记忆。它主要是通过脑内的海马来进行记忆,这种记忆又分为"情景性记忆"和"语义性记忆"两种。

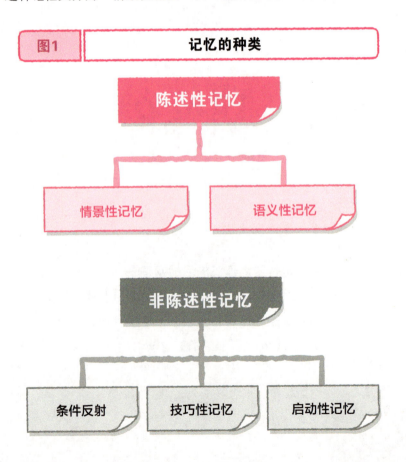

图1　记忆的种类

情景性记忆是对自己身边所发生事情的记忆。例如，"昨天和朋友打了网球""三年前曾去欧洲旅游"等与自己经历过的事情有关的主观性记忆。

而语义性记忆是指如"日本的首都是东京"等知识性记忆，包括学生时期所学习的内容，进入社会后通过工作所获得的知识、技能等。

比较这两种记忆我们可以发现，语义性记忆处于不稳定状态，容易忘记。而由于情景性记忆能够将经历过的画面作为印象深刻地留存在大脑中，所以被认为是终身都不会忘记的记忆。

斯奎尔教授将非陈述性记忆做了如下分类。首先是"技巧性记忆"，手艺人的手艺、名人的技艺等都是技巧性记忆的典型。另外，运用身体熟练度的技能、在大脑中进行心算的认知性技能等都是非陈述性记忆的代表。

还有一种记忆形态是"条件反射"。自从进行了有名的巴甫洛夫的实验以来，包括生理机制在内，全世界都开始致力于此项研究。本书中曾经提及的酸梅干与唾液的关系等正是条件反射的典型。

除此之外还有"启动性记忆"。这是一种看见某种事物后会对曾经经历的相关事物进行联想的无意识性的记忆形态。例如，在鱼店看见鱼，就会联想到过去曾经去过的海水浴场，这就属于启动性记忆。

理解短时记忆与长时记忆

另一种对记忆进行分类的方法是从时间的角度来对记忆形态进行区分。首先是"短时记忆"。它是指如从记事本中找出电话号码后进行拨号这种暂时在大脑中进行保存的记忆。在电话拨通的瞬间，对电话号码的记忆就已经不需要了，所以就会自然地从大脑中消失。

另外，如在做菜之前记住冰箱里的食材、去超市购物时在结账之前回忆自己需要购买的东西等都是短时记忆。

也就是说，完成使命后就可以忘记的记忆是短时记忆。根据其作用，短时记忆又被称为"工作记忆"（Working Memory）。与日常生活中那些无法得到充分利用的知识相比，可以说该种记忆还是相当重要的记忆。

与忘记相比，很多人都会更重视记忆，但其实从某种意义上来说，忘记也是非常重要的。只是由于与记忆相比，忘记是一种无意识的行为，所以很容易被忽视。

最近的动物实验研究显示，语言的短时记忆是被记忆在叫做"40区"的区域。在记忆研究方面颇具权威的加拿大罗特曼研究所的托尔文教授最近开始从进化的角度对人类的记忆分类进行考察。

托尔文教授认为，人类一开始获取的记忆是为了采取行动的技巧性记忆，之后产生启动性记忆，于是逐渐形成短时记忆并可以进行简单的思考，拥有语义性记忆之后才可以获得丰富的知识，最终开始拥有与个人历史相关的情景性记忆。这也是婴儿在成长过程中所学习的记忆的顺序。

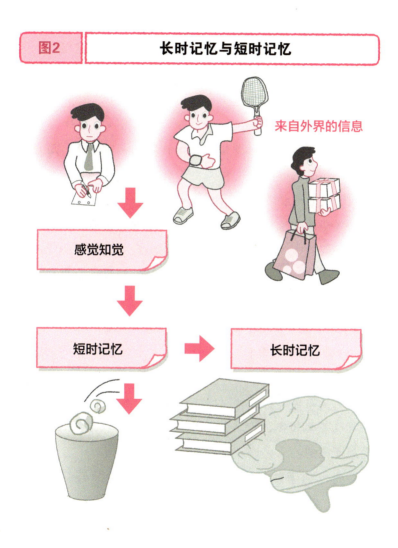

图2　长时记忆与短时记忆

关于记忆保存的机制

图3所示为记忆的基本原理,简单说明如下。

来自外部的刺激首先经过大脑新皮质的感觉联络区、海马之后被发送至大脑皮质。根据外部信息的种类,将其分配至大脑新皮质的不同区域后作为记忆进行保存。

例如,输入语言时,是经过海马到达颞叶后作为记忆保存。如果是视觉信息,则是在位于枕叶的视觉联络区进行信息的处理。这些来自外部的信息经过化学变化或转变成电信号后对大脑皮质的神经细胞进行刺激。

从兴奋性突触内的突触小体释放出神经递质,并与毗邻的突触进行互换,其结果是导致突触状态发生变化。由于突触的数量、表面的形状、面积等会发生改变,结果就会使化学物质等的处理效率发生变化。

像这样,以来自外部的刺激为契机,在大脑皮质的神经元之间形成回路并逐渐固定,这就是作为突触形成记忆的基本机制。

接下来简单地讲解一下记忆保存的基本机制。**图4**所示为记忆保存的基本机制。在人的一生中,人类可以记住的信息量可以说是无限的。

首先,由于外界的刺激,进入大脑的信息转变成短时记忆。这时一次可以记住5~10个项目,保持的时间为10~30秒。研究证明,短时记忆是将大部分信息编码后进行保存。

第5章 成为记忆高手的最新必备诀窍

| 图3 | 记忆的基本原理 |

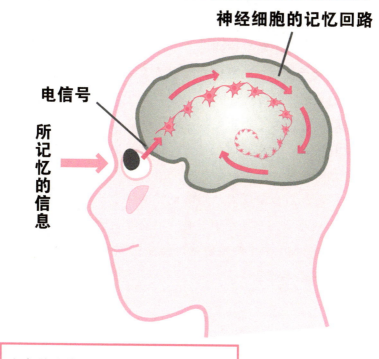

记忆的电信号通过神经细胞间的突触时,为了让特定的电信号更容易通过,突触的数量、大小会发生变化,效率会有所提高。 ➡ 形成特定的记忆回路

出处:岩田诚编辑《大脑的结构》NATSUME社出版

听觉、视觉及运动感觉的短时记忆的中枢位于大脑顶叶的后部、颞叶的上部及枕叶部分。新的信息项目作为短时记忆进入后,以前的项目则难逃被消除的命运。

但是,通过不断复述或思考作为短时记忆进入的信息,则会进行叫做反复记忆的程序,阻止新数据的进入,从而使对于旧数据的记忆时间得到延长。

也就是说,为了不忘记,定时进行复习是非常重要的。如果不这样的话,在对短时记忆进行说明时也曾提到过,大脑就会消除这些信息。

当然,经过反复学习从短时记忆转移至长时记忆的信息也逃脱不了被忘记的过程,但是有一点是非常明确的,那就是信息的持有量受信息种类的影响,信息的素材越系统,越有意义,则越容易被想起。

图4　记忆保存机制

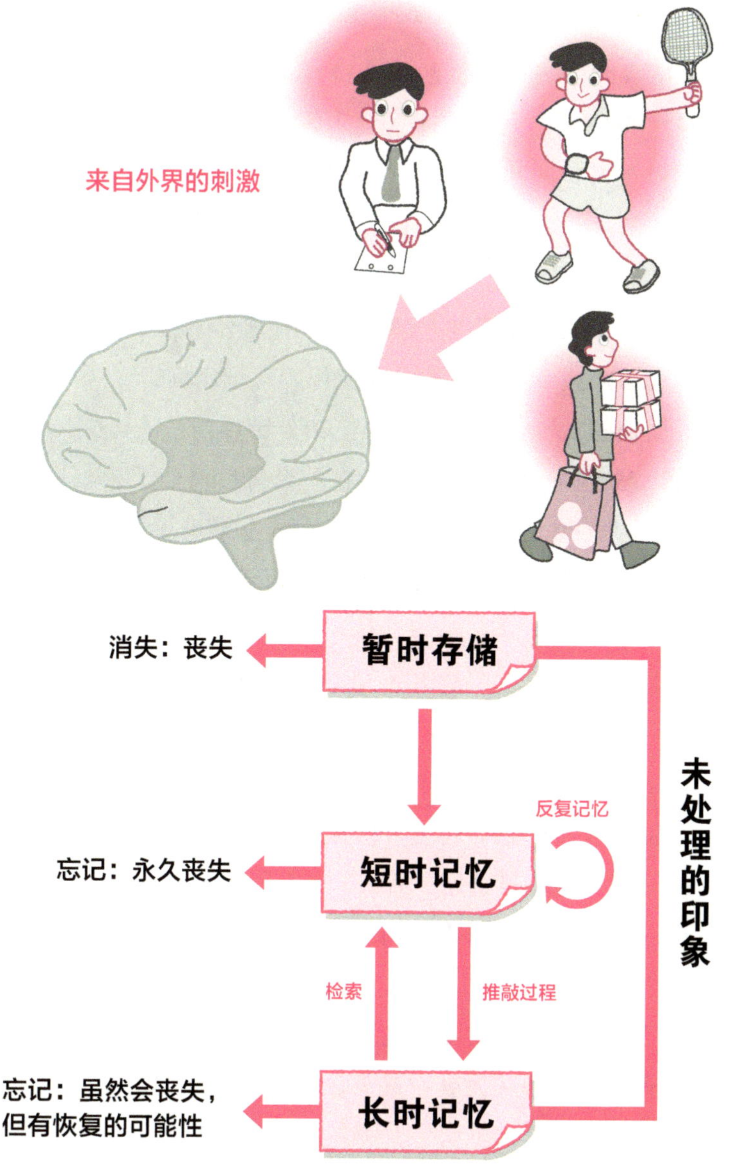

来自外界的刺激

消失：丧失 ← **暂时存储**

忘记：永久丧失 ← **短时记忆** ⟲ 反复记忆

检索　推敲过程

忘记：虽然会丧失，但有恢复的可能性 ← **长时记忆**

未处理的印象

反复记忆的惊人威力

接下来将就巩固记忆的技巧进行讲解。最强的武器是被称为"反复记忆效应"的方法。只要养成反复记忆的习惯,无论什么事情都可以作为长时记忆得到巩固。当然,必须慎重选择反复记忆的次数和时间。

100多年以前,艾宾浩斯所进行的实验向我们展示了记忆的保有量随时间发展所发生的变化。他让实验对象去背一些毫无意义的词语,从中计算出随时间变化的忘记比例。

根据他的实验,记忆的47%在20分钟以内消失,66%在2天后消失,75%在6天后消失,79%在一个月后消失。

关于这一点,我所实施的记忆测试也提供了有趣的事实。首先,让50名公司员工记10个单词,两天后对他们记忆的情况进行检查。

结果是,完全没有复习的22个人的忘记比率为86%,而在10分钟后、6小时后、24小时后认真复习过的28个人的忘记比率仅为7%。具体情况如**图4**的坐标图所示。

让大脑进行记忆的最强大的武器就是对希望记忆的项目进行反复记忆。通过在10分钟后、6小时后、24小时后对应该记忆的项目进行认真的复习,你所希望记忆的信息就可以作为长时记忆完全地保存下来。

相反,如果忽视反复记忆效应,不进行任何复习,已经记住的事情也会逐渐从大脑中消失。因此,请大家一定要在10分钟后、6小时后、24小时后进行反复记忆。这样的话，这些记忆就会作为长时记忆完全保存在你的大脑中。

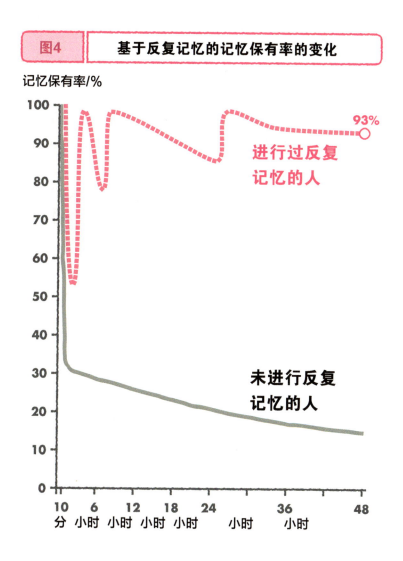

图4　基于反复记忆的记忆保有率的变化

神奇的睡前记忆法

我所开发的"睡前记忆法"得到了很多商业人士的青睐。下面就让我来简单介绍一下这个方法。做法很简单,在上床睡觉之前和早晨睁开眼之后,分别利用15分钟的时间来进行记忆。有意思的是,这样你的记忆就能够得到巩固。

我之所以能够想出这样的记忆方法,源于美国心理学家詹金斯和达连巴科所做的有名的实验的结果。他们首先以两名大学生为对象,进行了如下实验。

晚上,让他们在上床睡觉之前识记10个无意义的音节(如NOJ、RBE、KSY等)。然后让他们上床睡觉,分别在1、2、4、8小时后将他们叫醒,检查他们对睡前所记内容的记忆程度。

他们使用同样的实验对象,也在白天进行了同样的实验。即对记忆之后睡觉、记忆之后不睡觉两种情况下记忆的保持程度进行了比较。

其结果如图5所示。从中我们可以看出,虽然睡后1小时大约有一半左右的音节会被忘记,但这之后几乎不再会忘记。

而在记忆后不睡觉的情况下,1小时之后会忘记60%,2小时之后则会忘记70%,8小时后则只剩下10%。

据他们推测,其理由在于,不睡觉的情况下,会有各种各样的信息进入大脑,导致不完全的记忆逐渐消失。而在睡眠过程中,由于不会出现这样的干扰信息,所以可以让记忆得到更好的保存。

第5章 成为记忆高手的最新必备诀窍

如果你希望更有效率地进行记忆,那么就一定要尝试一下睡前记忆且第二天醒来后进行复习的方法。实际上,在东大的学生中,很多人一直坚持这种学习方法,可能是因为他们从直觉上感受到了这种睡前学习法的效果。

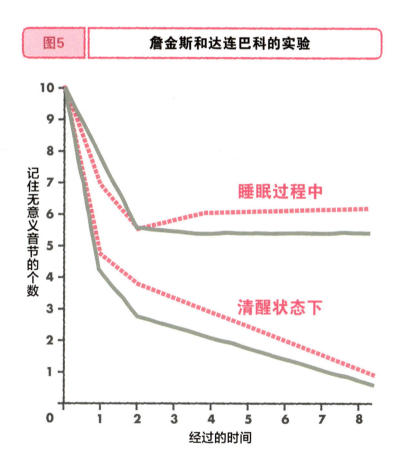

图5　詹金斯和达连巴科的实验

强制联想训练

要想有新的创意需要充分运用大脑所擅长的联想能力。查尔斯·汤普森所开发的"基于37个转换因素的创意启示",被以硅谷为首的众多美国一流企业所采用。

为了开发出"有价值的创意",首先必须在数量上取胜。为了获得更多的创意,即使是毫无价值的创意我们也不能忽视。只能想出10个创意的人与可以想出100个创意的人进行比较时,毫无疑问,后者得到"有价值的创意"的几率会比较高。

表2和**表3**分别表示的是"基于37个转换因素的专用创意笔记"和"37个转换因素"。大家可以复印这张纸,放入自己的记事本中,充分利用"空闲时间",努力想出更多的新创意。

在这张纸上,每个题目下面可以填写三个创意。大家把通过变换要素联想到的创意全都记录下来即可。

不需要考虑创意的质量,总之先要在数量上取胜。有了一定的数量,其中必定隐藏着宝贵的创意。

| 表2 | **基于37个转换因素的专用创意笔记** |

日期 200 年 月 日 ： 时

题目 _____

转换因素（   ）_____

转换因素（   ）_____

转换因素（   ）_____

表3　汤普森的37个转换因素

① 延伸 或缩短	⑭ 系紧 或放松	㉗ 单纯化 或复杂化
② 浪漫 或恐怖	⑮ 勉强他人 或使他人放松	㉘ 富有趣味性 或一丝不苟
③ 结合 或分割	⑯ 堆积 或崩塌	㉙ 容易坏 或不容易坏
④ 以儿童为对象 或以高龄人群为对象	⑰ 系上 或解开	㉚ 使其湿润 或使其干燥
⑤ 进行防寒处理 或进行耐热处理	⑱ 飞过 或钻过	㉛ 包覆其中 或使其外露
⑥ 聚光照射 或使其黑暗	⑲ 涨价 或降价	㉜ 一次性使用 或回收再利用
⑦ 加速 或减速	⑳ 听音乐 或绘画	㉝ 使其飞起 或使其漂浮
⑧ 向右转 或向左转	㉑ 怀旧复古 或科幻虚拟	
⑨ 使其尖锐 或使其圆钝	㉒ 加强 或削弱	㉞ 使其向后 或使其朝向侧面
⑩ 冰冻 或融化	㉓ 随身携带 或位置固定	㉟ 使其具有磁性 或消除磁性
⑪ 拼错 或拼对	㉔ 个性化 或普遍化	㊱ 使其变透明 或使其为肉眼所能见
⑫ 变甜 或变苦	㉕ 夸大其词 或低调行事	㊲ 前进 或后退
⑬ 取得平衡 或使平衡崩溃	㉖ 附加异性吸引因素 或除去异性吸引因素	

强制回想训练

我认为，有意识地对存储在大脑内的知识和信息进行输出的做法，是最有效的脑部训练方法之一。为什么这么说呢？因为与输入外部信息相比，输出记忆在大脑内的信息可以使大脑更加活跃。

要想得到能够开发出新创意的大脑，首先要做的就是努力进行输出的工作。每天进行2~3次这样的训练，持续1~2周就会有惊人的结果。你会发现，你可以简单地回想出你所记忆的事情。

与在健身房进行肌肉训练，你的肌肉力量就能得到提升一样，通过对脑细胞进行锻炼，其性能也会不断提高。即使花很少的时间，只要每天坚持进行"强制回想训练"，就可以有效防止大脑老化及健忘。

接下来就简单地说明一下该训练的做法。时限为1分钟，请在1分钟内尽量多地写出与题目相关的内容。在所限制的时间内写出的信息的数量就是你当天的得分。

举例如图6所示。大家可以变换题目，在大脑中搜索尽可能多的信息。通过进行这一训练，你可以发现，前30秒可以很顺畅地想出很多内容，而到了后30秒就怎么也想不出来了。

习惯这一训练之后，大家可以将时限延长30秒。通过延长时限可以不断增强开发新创意的耐力。

图6   **强制回想训练**

A　回形针的用途

1. 项链
2. 晾衣夹的替代品
3. 大型回形针可以建造大桥
4. 文具店的招牌（大型回形针）
5. 将观赏植物吊在天花板上的链子
6. 溶化后可加工成铁制玩具
7. 加工成鱼钩
8. 牙签的替代品
9. 打棒球时的打击标记
10. 圣诞树的装饰
11. 制作乐器
12. 手铐
13. 拉长后可以开锁
14. 手镯
15. 烤肉铁网的替代品
16. 货币（代替1日元）
17. 昆虫的游戏场
18. 艺术品
19. 进行磁铁游戏
20. 耳环

B　创意能力测试主题举例
（尽可能地思考除原本目的以外的用法）

1. 5日元的硬币
2. 海绵
3. 书
4. 胶条
5. 录像带
6. CD
7. 盛冰淇淋的蛋卷
8. 铅笔
9. 晾衣夹
10. 网球
11. 指甲钳
12. 塑料瓶
13. 熨斗
14. 节拍器
15. 体温计
16. 牙刷
17. 鞋带
18. 透明胶条
19. 黏土
20. 眼药水

用报纸进行瞬间记忆训练

这种训练可以通过眼和脑的协作来培养瞬间获取信息的能力,这就是通过报纸来进行的"瞬间记忆训练"(图7)。

首先,请准备一份当天的早报,再准备一个计时秒表或有秒针的手表。计时开始之后,记住报纸第一版众多单词中的任意5个。

图7　　瞬间记忆训练

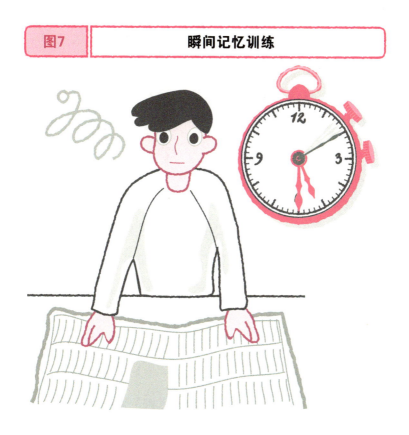

此时，让我们一边用黑色签字笔将单词圈起来一边进行记忆。记住一个单词后立刻将报纸合上，并在笔记本上写下所记住的单词。

写完5个单词后，再打开报纸的第二版，记住另外5个单词之后，同样将它们写在笔记本上。

以这样的方式，看完五版报纸后，在笔记本上就能记下共25个单词，并用秒表记下所花费的时间。

接下来对这些单词进行评分。一个单词可以得一分，满分是25分。再从时间的角度进行修正，标准时间是一个单词3秒，合计75秒。所使用的时间超过75秒时，每超过1秒扣1分。如果少于75秒，则每减少1秒加1分。

适应这种训练之后，可以每次增加一个单词。每个单词的标准时间仍然是3秒，以此为基础计算得分。

最终以能同时记住9个单词为训练目标。如果能够达成这一目标，表明你的短时记忆能力已经得到了惊人的发展，这一训练同时也对防止大脑老化有很好的效果。

第6章

终极脑部训练

从现在开始我们将要进入真正的脑部训练。包括测定集中力的测验、提高视觉集中力的测验和提高图案识别能力的训练等。通过各种各样的脑部训练，你的大脑一定能够更加活跃。

克雷贝林测验

这是根据测定集中力的"克雷贝林测验"开发出的脑部训练。首先请复印图1中葡萄串形状的测试用纸。然后在最上面一排的方框里以任意的顺序填入1～9九个数字。

使用计时秒表或有秒针的手表,在计时开始之后以最快的速度求出两个数字的和,并将结果填写在下面一列的方框里。如果两个数字的和超过10,则仅填入个位数字。

全部解答完毕之后,请填入所使用的时间,并检查评分。这张图中共有36个方框,全部正确则得分是36分。接下来从时间的角度进行修正,标准时间是45秒。所使用的时间超过45秒时,每延长1秒扣1分。相反,少于45秒时,每减少1秒加1分。

我们的目标是保持得分在40分以上。通过这一训练可以促进大脑的活跃程度的提高。

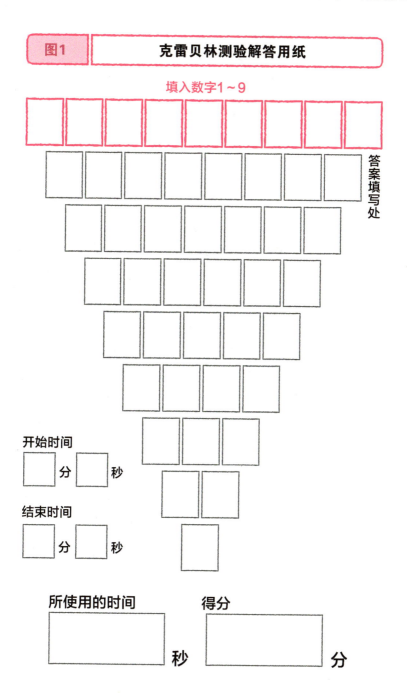

图案识别训练

要想开发右脑功能，提高图案识别能力是必不可少的。训练看完之后瞬间做出判断的能力不仅可以提升右脑的机能，还可以使你的图像记忆能力获得飞跃性的突破。通过在瞬间对容易混淆的图案进行判断，不仅可以锻炼右脑的觉察力，同时也可以提高大脑的活跃程度。

如**图2**所示，从不同的角度画出了25种手的姿势。首先，请复印这张纸，然后准备一个计时秒表，计时开始之后尽可能快地对所画图形为右手还是左手做出判断。判断为左手就在左上角的空白处打勾，判断为右手就在右上角的空白处打勾。

解答完毕之后，在纸的空白处记下所使用的时间，然后参考第126页的答案进行评分。每选对一个得2分，满分为50分。然后根据所使用的时间调节得分。标准时间为40秒，每减少1秒加2分。相反，每超过1秒减2分。

如果得分在50分以上，说明你的图案识别能力是非常强的；得分为45～49分则超过平均水平；得分为40～44分则属平均水平；得分为35～39分则低于平均水平；如果得分在34分以下，则说明你的图案识别能力明显逊色于其他人。

即使知道问题的答案，也不会影响这一训练使大脑活跃的效果。因此，只要有时间，不妨将此问题拿出来练习一下。

第6章 终极脑部训练

图2　图案识别训练解答用纸

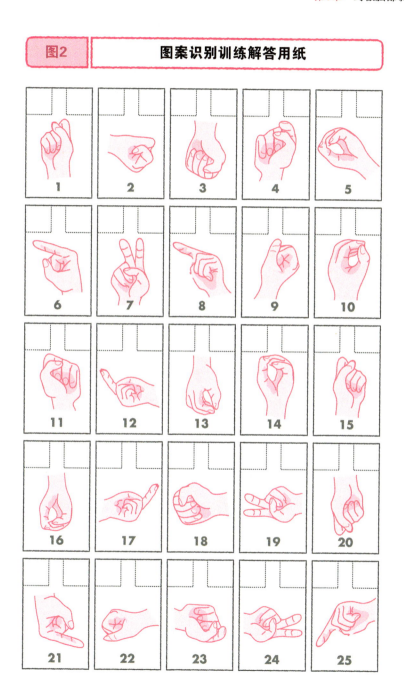

113

线条追踪训练

这是提高视觉注意力的测试。首先请复印**图3**，接下来集中注意力，从左侧的以1为起点的曲线开始，让视线随着图上错综复杂的曲线轨迹移动。同时准备一个计时秒表或有秒针的手表记录所使用的时间。

在移动视线时，需尽可能快地追踪到右侧的终点，并在空格里填上序号。不使用铅笔或手指仅通过眼睛来追踪特定的曲线对脑部训练的效果是很好的。

时限为30秒。如果注意力不够集中的话，就会在交点处移至别的曲线。根据对十条曲线从左侧到右侧的追踪结果及所使用的时间来进行评分。答案请参考第126页。

选对一个得5分，即全部正确的话为50分。然后根据所使用的时间调节得分。标准时间为45秒，超过45秒时，每超过1秒减2分。

相反，完成时间少于45秒时，每减少1秒加2分。例如，所使用的时间为42秒，7题正确的情况下，题目的得分为35分，由于所使用的时间比45秒少3秒，加6分，总得分为41分。希望大家以获得50分为目标，每天都进行反复训练。

| 图3 | 线条追踪训练 |

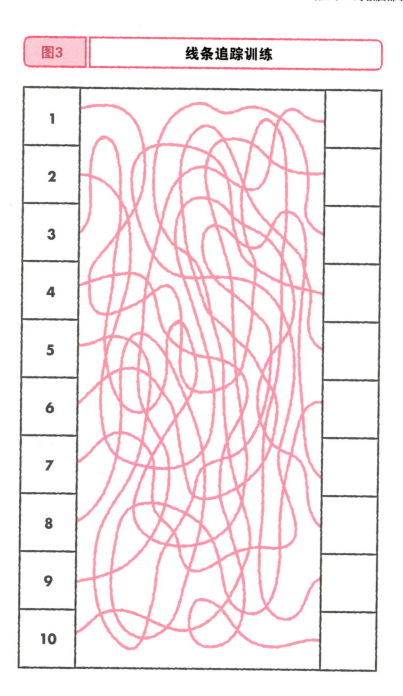

算盘训练

使用右脑进行心算是非常有效的脑部训练法。心算比赛的获胜者在进行计算时，会先在右脑中描绘出一个虚拟的算盘，接着便能轻易地进行十位数以上的计算。

接下来简单地说明一下训练的方法。首先在大脑里想象出一个大屏幕，并在其中描绘出一个算盘。然后拨动算盘珠，从1开始进行1+2+3+4+……的加法计算。

图4所示为用算盘进行1～10的加法计算的示意图。其目的是为了让大家能够随心所欲地操作大脑中描绘出的虚拟算盘。

另外，**表1**所示是以5个数字为一组的1～100的加法计算的结果。一旦出现错误该训练就宣告结束。你所计算出的正确答案的最大数字就是你当天的得分。

如果你的大脑屏幕中能够浮现出清晰的算盘的画面，并可正确地进行1～100的加法计算，那么你就具备了优秀的形象记忆能力。

虽然一旦出现错误训练就应该结束，但刚开始的时候出现少许错误也不用过于在意，继续进行计算即可。大脑中不仅要有数字的形象，在拨动虚拟算盘珠的同时进行计算就一定能够使这一能力得到确实的提高。

图4 用算盘进行加法计算

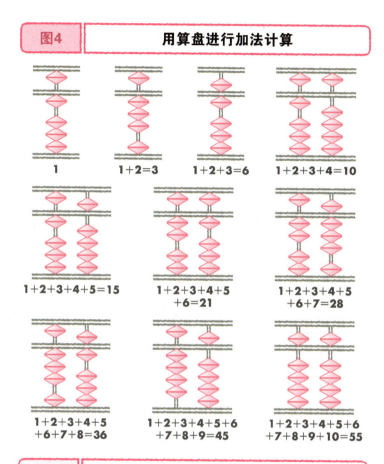

表1 用算盘进行加法计算的结果

	合计		合计		合计		合计
~5	15	~30	465	~55	1540	~80	3240
~10	55	~35	630	~60	1830	~85	3655
~15	120	~40	820	~65	2145	~90	4095
~20	210	~45	1035	~70	2485	~95	4560
~25	325	~50	1275	~75	2850	~100	5050

扑克牌训练

使用扑克牌进行的记忆游戏在增强记忆力方面是非常有效的（**图**5）。这一训练不受场所的限制，在哪里都可以进行。

首先是要了解自己的水平。将52张扑克牌按对分成26组，先从其中的3组6张开始进行训练。

通常的记忆游戏是先将卡片反过来朝下，再依次翻开并记住其位置。这一游戏是先将有图片的一面朝上，注视图片数秒后，将卡片一张一张地翻过去。所有的卡片都翻过去之后，再将数字相同的两张扑克牌翻过来。

如果是3组6张的话，谁都可以简单记住。如果3组6张能够顺利完成的话，就可以将卡片增加至4组8张，同样能够顺利完成的话，接下来就是5组10张。一旦出现错误，所完成的卡片的张数就代表了你当天的右脑水平。

最终的目标当然是13组26张，希望大家能够朝着这个目标不断努力。在这里重要的是开动右脑有意识地从图像的角度来进行记忆。

例如，如果是方片5的话，并不是以语言上的方片5来进行记忆，而是以影像的形式让大脑记住卡片上所画的图案。大家可以像拍照一样将卡片排列的整体形象拍下来之后作为图像存放在右脑里。

习惯之后，看见卡片的瞬间，大脑里就可以浮现出5个方片或女王的脸等。达到这种程度就可以简单快速地翻出相同的卡片了。通过重复这一训练，不仅可以提高你的图像识别能力，还可以使你的注意力更加集中。

| 图5 | 瞬间记忆训练 |

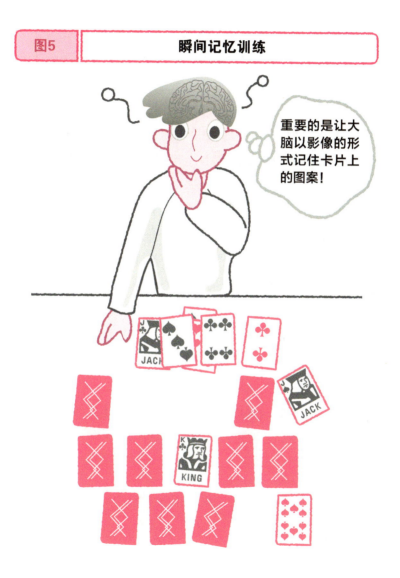

字母删除训练

首先复印图6的专用纸，这张纸上写有的A～Z的26个字母共有二十组，且顺序排列毫无规律。请你的朋友用手表帮你计时60秒。

在听见开始的指示后，请用铅笔将朋友所指定的字母全部删除。将20个字母全部删除之后，跟你的朋友说："完成。"

然后立刻请你的朋友指定下一个字母，你则继续从纸上找出所指定的字母并删除。60秒钟之内你所删除的字母的个数就是你的得分。

如果在前一个指定的字母没有删完的情况下就去删除下一个字母，则所删除的下一个字母的个数不计入得分，计入得分的只有前一个被删除的字母的个数。

如果是一个人进行这样的训练，还需要设定另一个规则。

准备一个计时秒表或有秒针的手表，开始之后，删除自己所指定的字母。删除字母时边数个数边删。20个全部删完后，所花的时间就是你的得分。

只要养成定期进行这种专注于某一项工作的训练的习惯，你的右脑机能必定可以得到飞跃性的提升。

图6　字母删除训练

```
F L N L Z S J N B T V K G A V O L H B V
H M C Q H I K D K F U J P O C Z E H M K
N W Z P N P V W M M G V Z P K O F I H I
W Z W P W Z N Z R T U W T M Q L M U Y T
Y O V E H V B V J P A R K L C H I D Y A
A L W L F F L C C J B J E D E O C Z I D
F L G K S A H L I P E O I U J G S L G K
D P J Y F J C Y G A W C N E H E G C T F
E E P K C F D T W N X N K N A D N G B B
R R W A J S C S F E X B R I O B Y O J F
H F H G I Y S P Z Q U Y X Q T T R M B K
P U U V F X G R V J D M N J T C E D I P
C T O G A P K J W B R C V T O Y E S C F
I K X D O T P Z O N L L Z H B Q S U S G
L Q R E L U M B Q M K Q P F W N N K D D
Y G M X B A O V Q A N G P Q Q J T Y Q A
A U M X B H E W W C Z I U X R T E G J B
J M G E K Q D D Q I L S I G S O Y T A F
F P V R Q D N E A O D K H E T V S Y S Q
B N Z C E V R Y H V E M B K S R C Z M T
X T D W H Q S F N S X X F P U U X O
I A U X W Q O H R R R M R U G S U Y Q Y
S V M Z Z A V U W I I U N M L H L S P X
O Y Q D W P R O L S Y R Z Z I T V L X P
Z W O U B T M U R X Y M N X N C D N B W
C I F H Z K A J F K X A D J H D S J A J
```

铅笔触碰训练

有这样一种训练，它可以使你指尖的细微活动更加灵活，使大脑所拥有的空间识别能力更加敏锐。准备两支没有削过的新铅笔，如图7所示，两只手各拿一支，让铅笔的顶端相互触碰是该铅笔训练法的目的。

如果在眼睛睁开的状态下先记住铅笔的位置的话，则失去了训练的意义。所以请闭上眼睛且不规则地转动双手，消除关于两手位置的视觉记忆后再开始训练。

在闭眼的状态下，将神经集中至拿着铅笔的双手的指尖后，让双手逐渐靠近。重复5次这样的动作。请大家以5次中铅笔的顶端能触碰4次为目标开始训练吧。

通过这一训练不仅可以提高指尖细微活动的灵敏度，还可以提高大脑空间认知能力的精确度。由于随着年龄的增长，这种能力会加速衰退，因此可以通过这种训练来防止该能力的退化。

如果你的年龄已经超过40岁，那么请一定要更加积极地进行这一训练，至少每天3次，每次5分钟。

铅笔触碰训练

顺序
1. 准备两支没有使用过的铅笔,两只手各拿一支
2. 闭上双眼并转动双手,消除关于双手位置的视觉记忆
3. 在胸前使双手所拿的铅笔的前端互相触碰

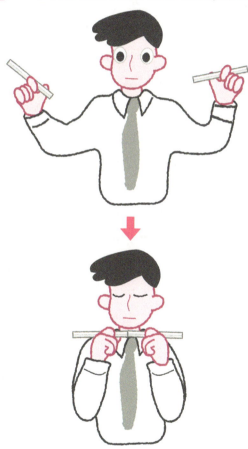

目标 **5次中触碰4次**

余像注意力集中训练

我曾指导过很多专业的运动选手。通过观察我发现,越是优秀的选手,所具备的注意力集中能力就越强。

例如,棒球选手铃木一朗说,只要进入击球区,他的注意力就会条件反射般地高度集中。就像想到酸梅干就会很自然地流口水一样,通过成千上万次的重复,已经在他的大脑里形成了进入击球区注意力就会自然进入高度集中状态的"条件反射"。

在对专业运动选手所实施的训练中,这种余像训练不仅操作简单,而且可以即刻见效。首先请复印**图8**,并涂上你所喜欢的颜色。

我所推荐的颜色是紫色和橘色。例如,将上面的三角形涂成紫色,将隐藏在下面的三角形涂成橘色。然后在明亮的荧光灯下凝视约20秒后闭上眼睛,你会发现,紫色会变成明亮的黄色,橘色会变成鲜艳的蓝色,并作为余像清晰地出现在你的脑海里。

请在余像完全消失之前将意识集中于该部分。一开始的时候,可能10秒左右余像就会消失,但通过反复进行这一训练,余像留存的时间会不断延长。

如果余像留存的时间能够达到1分钟,可以说你的集中力已经达到相当高的水平了。

| 图8 | 余像注意力集中训练 |

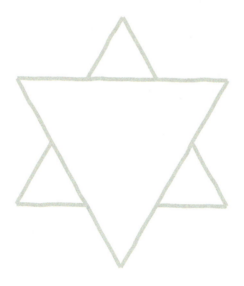

| 图3 | 线条追踪训练 |

（答案）从上到下的顺序为9、3、10、7、6、8、5、2、1、4

| 图2 | 图案识别训练 |

（答案）

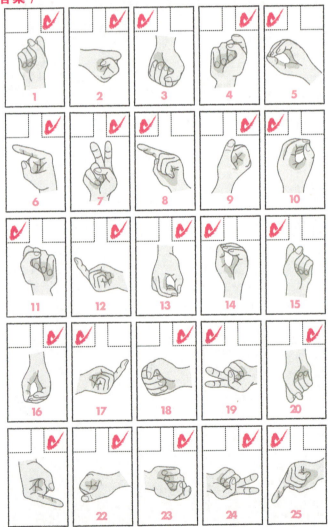

第7章
挑战右脑练习题

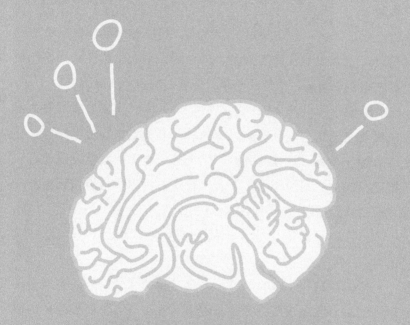

脑部训练的最后一部分是最适合进行理工科灵感大修炼的练习题。练习题分为初级、中级、高级和最高级4个等级，解答完这些问题后，相信你的大脑会焕然一新，充满生机。

锻炼右脑可以引导人生走向成功

要想锻炼大脑产生灵感的能力,就必须确保有让右脑充分运转的时间。这里再次简单地说明一下对大脑进行锻炼的重要性。

通过频繁地使用特定的脑细胞,可以改变其回路中突触的形态,使其更易于传递兴奋。这是因为基于新的突触回路的神经网络得以形成,最终的结果就是使右脑机能得到提升。

哪怕一天只花10分钟的时间,请大家一定要养成解答本书中所收录的这些刺激右脑灵感的练习题的习惯。通过解答这些练习题,不仅可以提高大脑产生灵感的能力,甚至可以使右脑所擅长的"空间识别能力""直观能力"等机能得到提升,形成右脑的脑细胞的突触也会更加发达。

千万别小看这10分钟。每天坚持10分钟,一年就是60个小时。

记忆知识的左脑练习题,一旦记住,其功能也就完成了。然而锻炼右脑的问题,无论重复多少次,在解答时你的右脑都可以得到充分的运转。

所谓"坚持就是力量",即使每天只花很少的时间,只要养成解答右脑训练题的习惯,你的右脑就会越来越灵活,你的人生也必定会走向成功。

接下来就让我们赶紧开始练习吧。(有些题目可能有两个以上的答案。)

初级篇 ❶ 问题

请用9根火柴棒排列出7个大小相同的正三角形。从立体的角度来进行思考是解答该问题的关键。

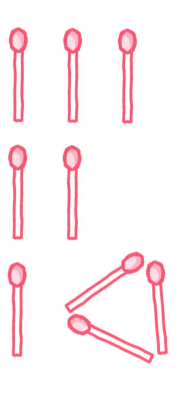

初级篇 ❶ 答案

如图所示,将火柴棒排列成一个正六面体即可得到7个正三角形。

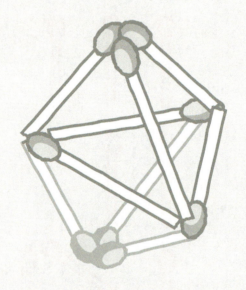

正确 ○　　不正确 ×

初级篇 ❷ 问题

有一个用4根火柴棒排成的正方形,要想通过增加4根火柴棒得到8个三角形,请问应该如何排列?

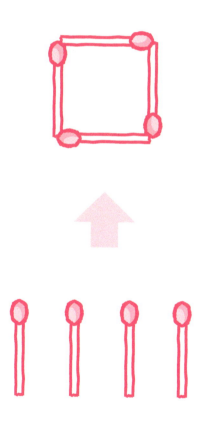

初级篇 ❷ 答案

如图所示,用4根火柴棒排成一个正方形,再将其与原图形重叠即可得到8个三角形。

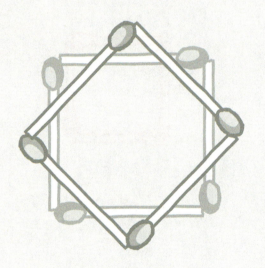

初级篇 ❸ 问题

请将下面的图形分割成4个完全相同的图形。旋转之后相同也视为形状相同。

初级篇 ❸ 答案

如图所示，将该图形分成4个完全相同的图形。

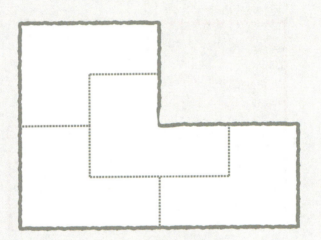

初级篇 ❹ 问题

有6根火柴棒。请将它们堆放成每根火柴棒都能同时接触到其他5根火柴棒的样子。

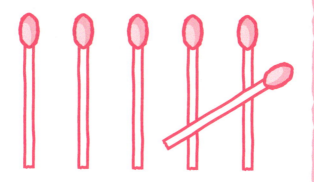

初级篇 ❹ 答案

先将三根火柴棒排列成扇形，然后在这三根火柴棒上放上排列成相同形状的另外三根火柴棒。

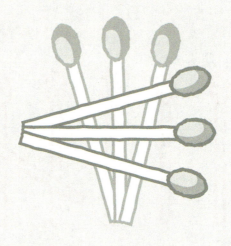

正确 ○　　不正确 ✕

初级篇 ❺ 问题

取正六边形的6个顶点。通常情况下,连接这6个点需要6根直线。请用三根直线将这6个点连接起来。

初级篇 ❺ 答案

如图所示，用三根直线画出一个正三角形即可。

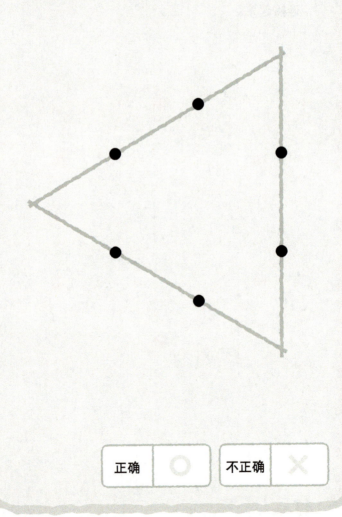

正确 ○　　不正确 ✗

初级篇 ❻ 问题

如下图所示,将两个正三角形重叠后可以得到一个星形图形。在其中画出一个同比例的相似图形。请问外侧的大星形与内侧的小星形的面积比为多少?

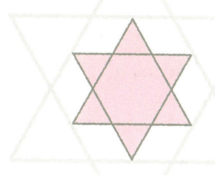

    A   B   C
   2:1   3:1   4:1

    D   E
   5:1   6:1

初级篇 ❻ 答案

如下图所示，大星形可以分成12个正三角形，即内侧的正六边形的面积是整体面积的二分之一。我们知道，内侧的小星形的面积是大星形内侧的正六边形面积的二分之一，即小星形的面积是大星形面积的四分之一。

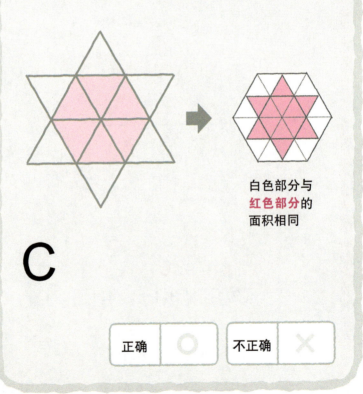

白色部分与**红色部分**的面积相同

C

正确 ○ 不正确 ×

初级篇 ❼ 问题

如下图所示,1日元硬币、5日元硬币、10日元硬币成对地排列着。如何只触碰两枚硬币将其排列方式变成如右图所示的方式?

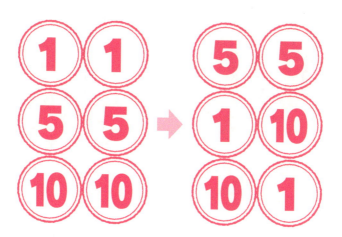

初级篇 ❼ 答案

如下图所示，将右侧的1日元硬币移至下方之后，将左侧的5日元硬币移至上方并将其向下推，即可形成如右图所示的排列方式。

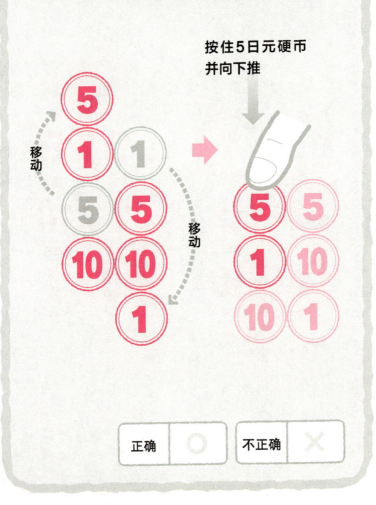

| 正确 ○ | 不正确 × |

初级篇 ❽ 问题

有一个用4根火柴棒排成的正方形,请问如何通过增加4根火柴棒得到4个正三角形?

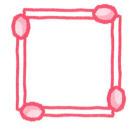

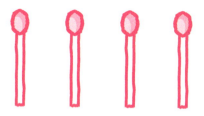

初级篇 ❽ 答案

增加4根火柴棒排列成如图所示的四角锥形即可得到4个正三角形。

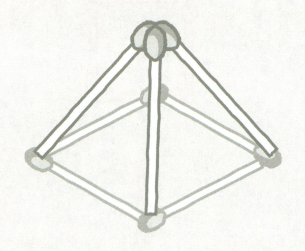

正确 ○　　不正确 ×

初级篇 ❾ 问题

如图所示排列有9枚1日元的硬币,请问如何增加3枚硬币使横排和纵排都分别排列有4枚硬币?

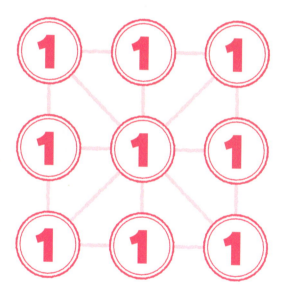

初级篇 ❾ 答案

如图所示,将增加的3枚硬币和对角线上的3枚硬币重叠在一起即可使横排和纵排都分别排列有4枚硬币。

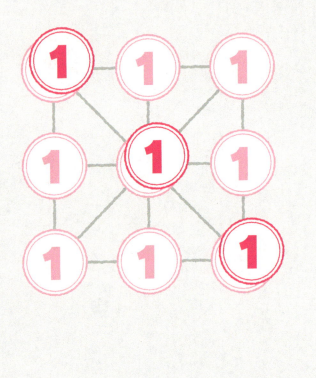

正确 ○　　不正确 ×

初级篇 ⑩ 问题

如左图所示,在正方形的内部有一个边长为正方形边长二分之一的正三角形。在保证该正三角形与正方形内接的同时移动该正三角形至图2的位置,请问点A的轨迹是怎样的?

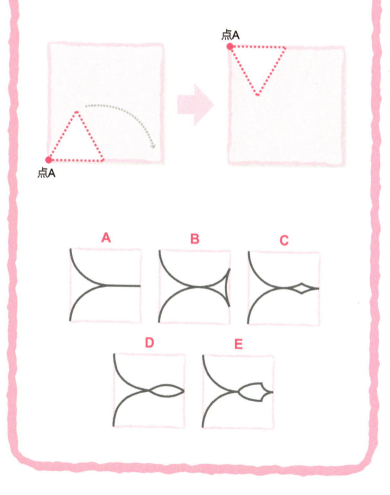

初级篇 ⑩ 答案

C 点A的轨迹为C。

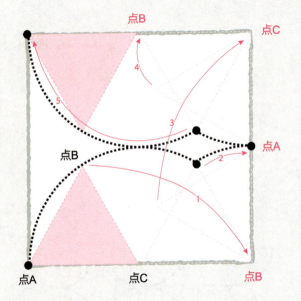

正确 ○　不正确 ×

中级篇 ❶ 问题

将下面的图形二等分成面积、形状相同的两部分。
旋转之后相同也视为形状相同。

中级篇 ❶ 答案

如下图所示即可将图形等分成面积、形状相同的两部分。

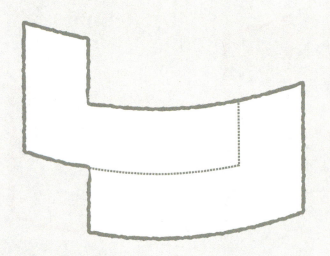

正确 ○　不正确 ✕

中级篇 ❷ 问题

下图所示为一个每边有4枚1日元硬币的正三角形。请通过移动硬币将其变成一个每边有5枚硬币的正三角形。

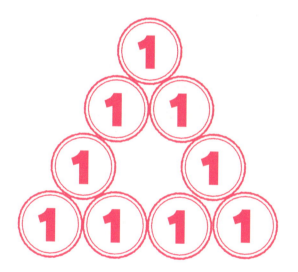

中级篇 ❷ 答案

按照如图所示的方法移动,即可得到每边有5枚硬币的正三角形。

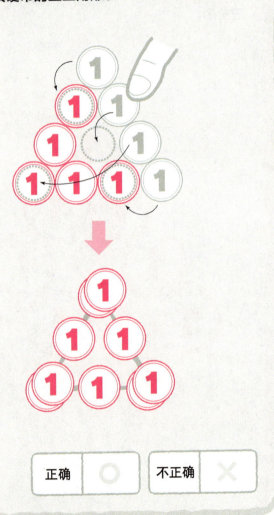

正确 ○　　不正确 ×

中级篇 ❸ 问题

下面的图形是按照特定的规则排列的。请问？处的图形应该是A～E中的哪一个？

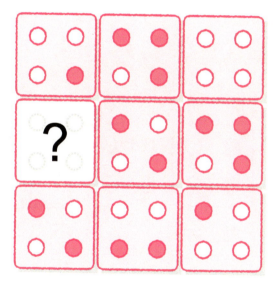

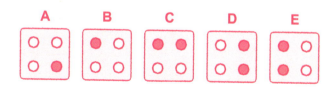

中级篇 ❸ 答案

E 以图中虚线所示的对角线为对称轴对称

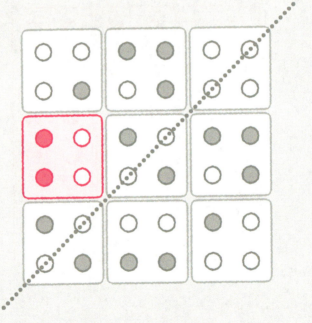

正确 ○　　不正确 ✗

中级篇 ❹ 问题

下图中共有5个○,并画有通过3个○的两条直线。如果要通过增加一个○画出4条通过3个○的直线,应该如何操作?

中级篇 ❹ 答案

如图所示，在3个○的下方增加一个○即可画出4条这样的直线。

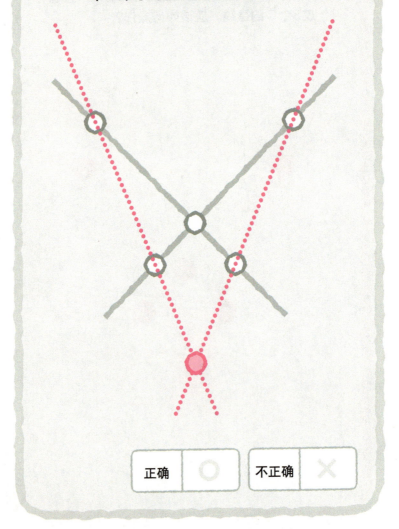

正确 ○　　不正确 ✕

中级篇 ❺ 问题

将中间有细长形缺口的下图二等分后进行组合,可以得到一个正方形。请问应该如何切分?

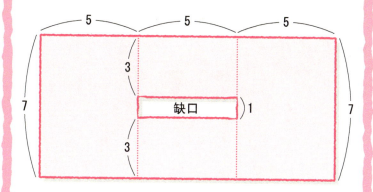

中级篇 ❺ 答案

以下图所示的方式切开后，即可组合成一个正方形。

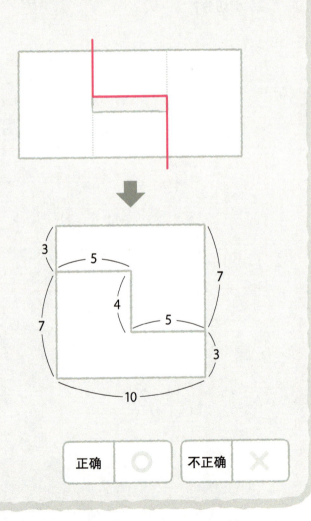

正确 ○　　不正确 ✕

中级篇 ❻ 问题

有一个用20个小正方形组合而成的T字形图形。请沿虚线将该图形等分成四个形状相同的图形。
旋转之后相同也视为形状相同。

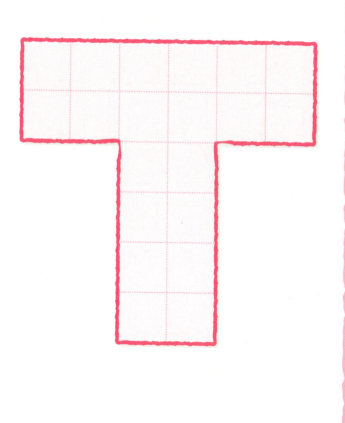

中级篇 6 答案

如果所示即可将该图形四等分。

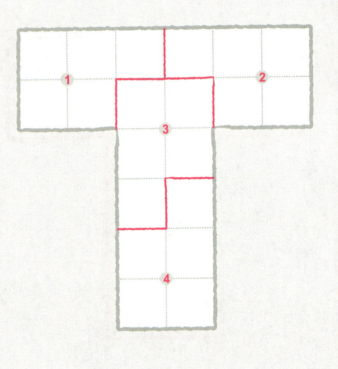

中级篇 ❼ 问题

有4根绳子以A~D所示的方式绕过剪刀并打结。请问在不剪断绳子,且使剪刀下方的两根绳子保持下垂的情况下,能将剪刀和绳子分开的是哪一个?

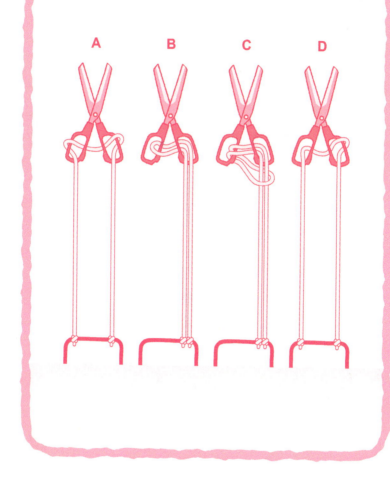

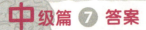

中级篇 ❼ 答案

C

将位于剪刀一侧的手柄洞里的结扣往下拉,再将整个剪刀从其中穿过去即可将剪刀和绳子分开。

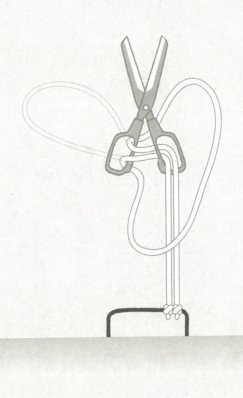

正确 ○   不正确 ✗

中级篇 ❽ 问题

图中所示为形状不规则的一个纸板。请问如何才能测量出该纸板的面积?

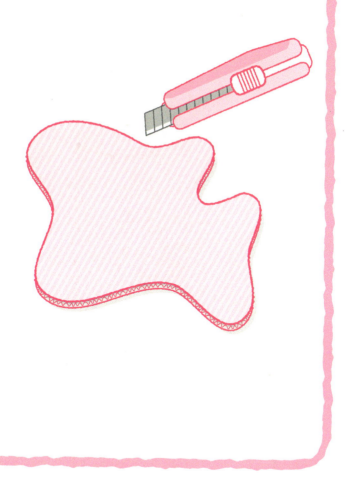

中级篇 ❽ 答案

首先,将相同的纸板裁减成10cm×10cm的大小后测量出它的重量,然后测出题目中纸板的重量,即可按比例计算出题目中纸板的面积。

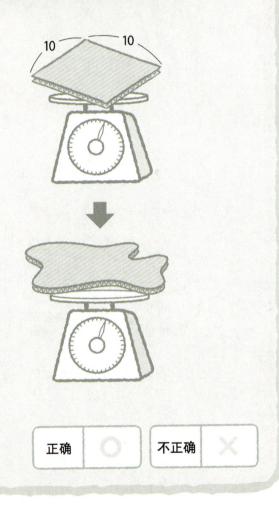

中级篇 ❾ 问题

将立方体用一个平面截断,请问截断面不可能形成A~E中的哪种图形?

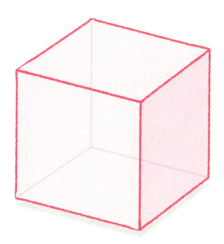

A 三角形
B 四边形
C 五边形
D 六边形
E A~D的图形都可以

中级篇 ❾ 答案

E 三~六边形都可以。

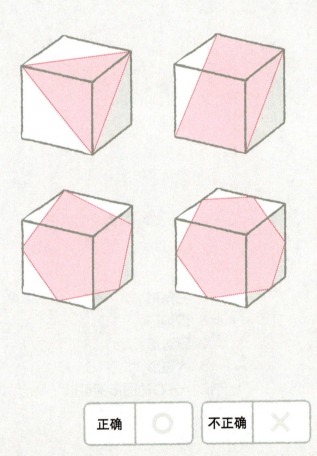

正确 ○　不正确 ×

中级篇 ❿ 问题

用剪刀将正方形的纸剪开,请问可以得到以下哪个图形?

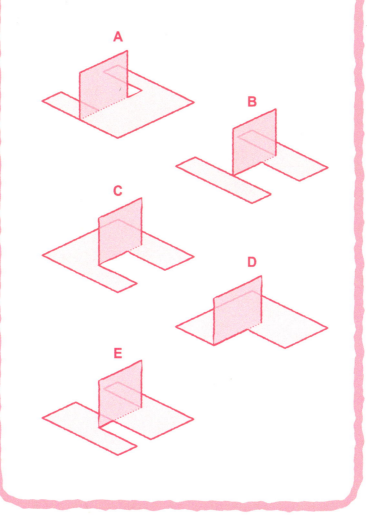

中级篇 ⑩ 答案

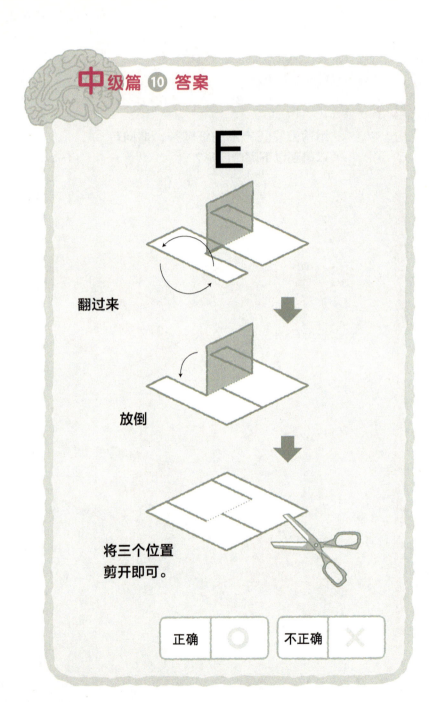

高级篇 ❶ 问题

如图所示,在立方体中有一个正六角形内接于其中,正六角形的所有边都分别与立方体的各个面相切。请问正确表示切线位置的展开图是哪一个?

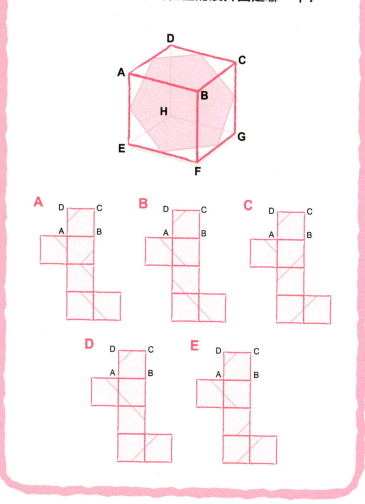

高级篇 ❶ 答案

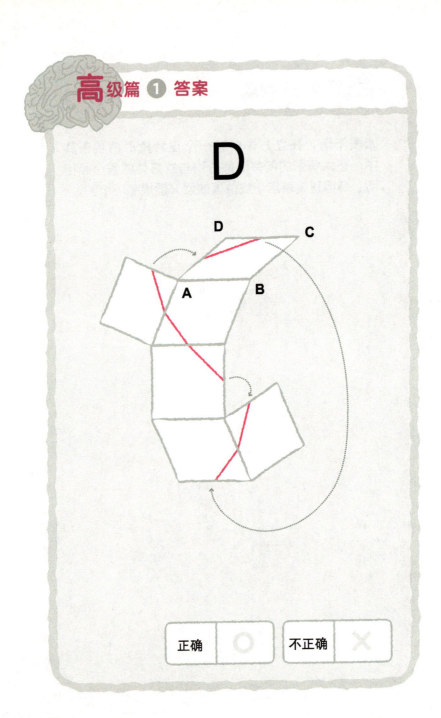

正确 ○　不正确 ✕

高级篇 ❷ 问题

下面的图形是按照特定的规则排列的，请问？处的图形应该是什么？

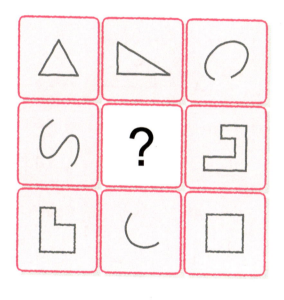

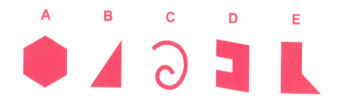

高级篇 ❷ 答案

A 无论是纵列还是横列都是对称图形、非对称图形、曲线这三者的组合。

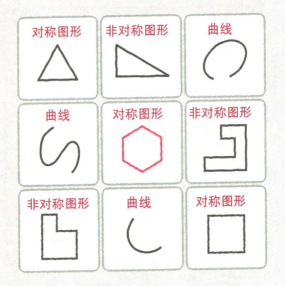

高级篇 ❸ 问题

使用A～G 7个图形中的6个可组合成两个正方形,请问多余的图形是哪一个?

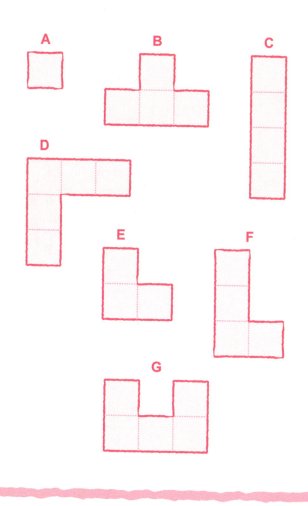

高级篇 ❸ 答案

将A~G 7个图形的面积相加，一共是26个小方块。由于正方形的面积分别是 2×2=4、3×3=9、4×4=16，而9+16=25，所以多出的是1个小正方形的面积，即正确答案是A。

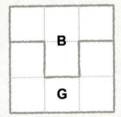

正确 ○　　不正确 ×

高级篇 ❹ 问题

下面的图形是按照特定的规则排列的,请问?处的图形应该是A～E中的哪个?

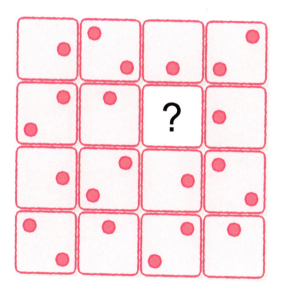

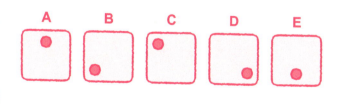

高级篇 ❹ 答案

B 以虚线所示的对角线为对称轴对称，所以答案是B。

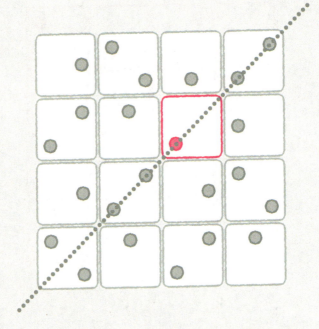

正确 ○　　不正确 ✗

高级篇 ❺ 问题

下面的图形是按照特定的规则在发生变化的,请问?处的图形应该是A～E中的哪一个?

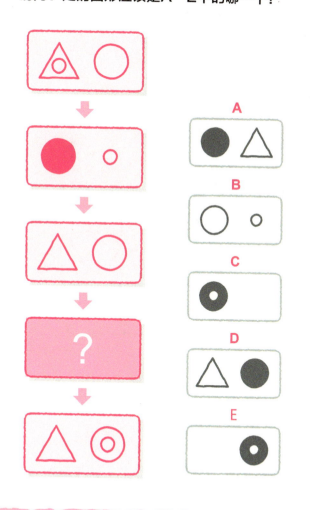

高级篇 ❺ 答案

答案是C。

△ 在左侧间隔出现;

◯ 大○黑白相间的左右移动;

○ 小○重复地以左、右、方框之外的位置在移动。

C

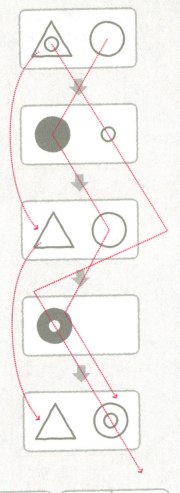

高级篇 ❻ 问题

将9枚1日元的硬币排列成如下所示的图形时,可以得到8列由3枚硬币组成的列。请排列10枚硬币,使我们可以得到5列由4枚硬币组成的列。

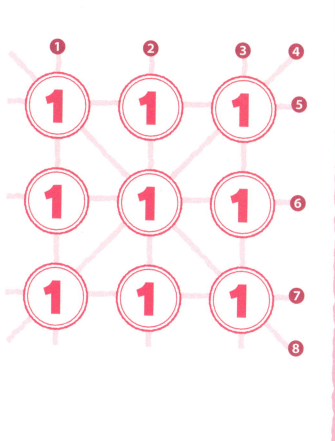

高级篇 ❻ 答案

将1日元硬币排列成如下所示的图形后,就可以得到5列由4枚硬币组成的列。

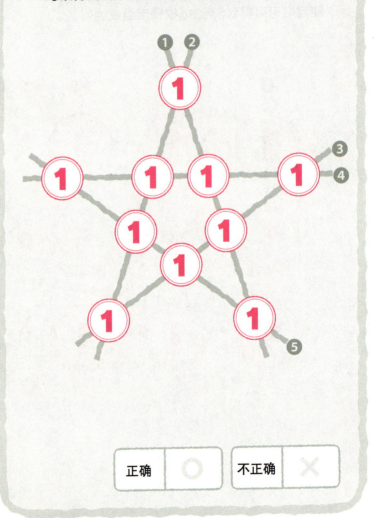

正确 ○　不正确 ×

高级篇 ❼ 问题

下面的图形是按照特定的规则排列的,请问?处应该填入的是哪个图形?

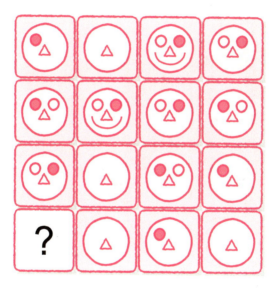

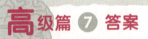

E

是按照这样的顺序有规则地排列的。

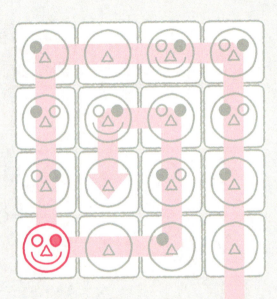

| 正确 ○ | 不正确 × |

高级篇 ❽ 问题

有3个大小不同的信封和6颗石子。要想使放入所有信封的石头的数量都是奇数,每个信封里应该放入几颗石头?

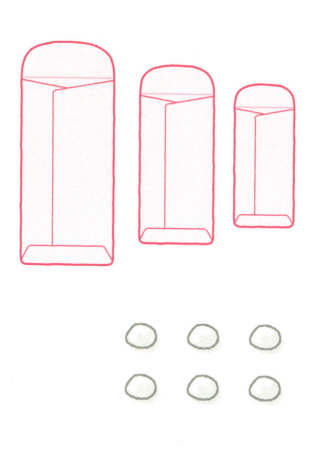

高级篇 ❽ 答案

由于答案不止1个,举例说明如下。在最大的信封里放入3颗石头,在中间的信封里放入2颗石头及装有最后1颗石头的最小的信封即可。

在中间的信封里放入装有1颗石头的最小的信封

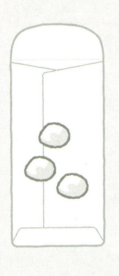
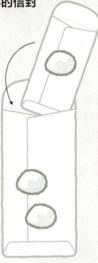

正确 ○　不正确 ✕

高级篇 ❾ 问题

如图所示,在底面积为100cm²的瓶子里装入水。在知道通常状态下的水面高度及倒置时瓶底到水面的高度的情况下,请问该瓶子的容量是A~D中的哪一个?

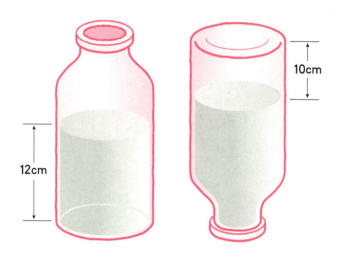

- **A** 1.8 ℓ
- **B** 2.0 ℓ
- **C** 2.2 ℓ
- **D** 2.4 ℓ

高级篇 ❾ 答案

C 从下图我们可以看出，红色部分的容积是相等的。即瓶子的容积为

$$100 \times (12+10) = 2200 cm^2$$
$$= 2.2L$$

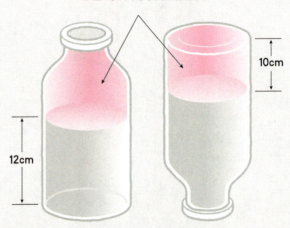

红色部分的容积相等

正确 ○　　不正确 ×

高级篇 ⑩ 问题

有一个用6枚10日元的硬币排成的正三角形。如果将该正三角形变换成下面的图形，最少需要移动几次？移动硬币时，被移动的硬币不可与其他硬币分离。

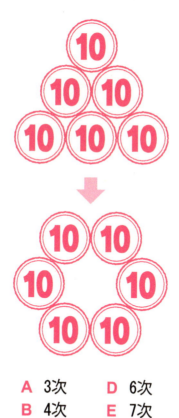

A 3次　　D 6次
B 4次　　E 7次
C 5次

高级篇 ⑩ 答案

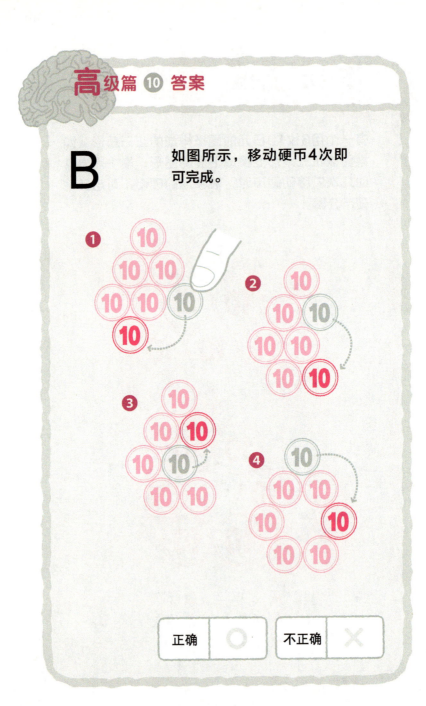

B 如图所示,移动硬币4次即可完成。

最高级篇 ❶ 问题

请将下面的图形四等分后组合成一个正方形。

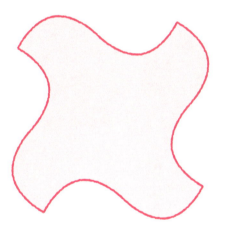

最高级篇 ❶ 答案

按照下图所示进行操作即可得到一个正方形。

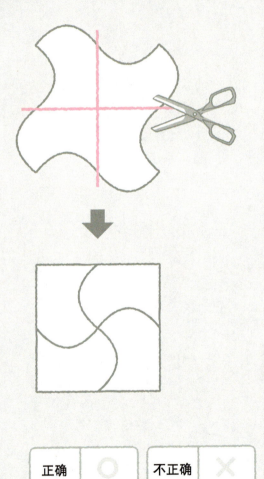

正确 ○　不正确 ×

最高级篇 ❷ 问题

请将下面的图形组合成两种不同类型的十字架。

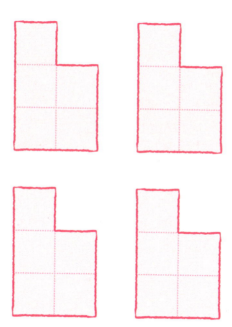

最高级篇 ❷ 答案

按照下图所示进行组合,即可得到两种不同类型的十字架。

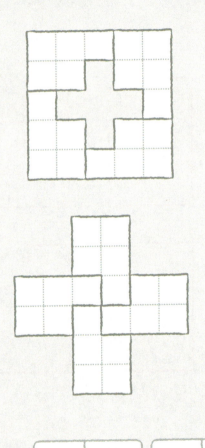

| 正确 ○ | 不正确 ✕ |

最高级篇 ❸ 问题

如下面的例题所示,由图形①②③可以得到右侧的图形。请问由图形④⑤⑥可以得到下面哪个图形?

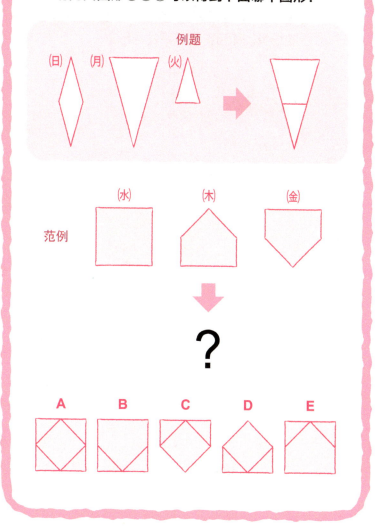

最高级篇 ❸ 答案

将图形④和图形⑤重叠在一起形成一个新图形（设为图形⑦），再将图形⑥和图形⑦重叠。此时，删除⑥和⑦重叠部分的线条，仅保留未重叠部分的线条，即可得到答案的图形。

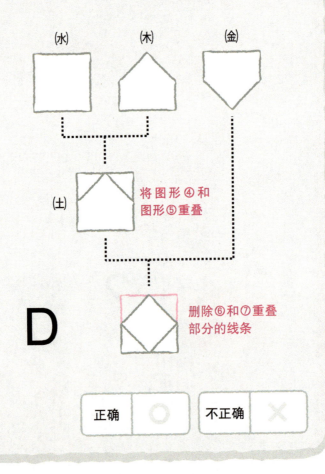

D

最高级篇 ❹ 问题

例题是按照特定的规则发生变化的。如果按照相同的规则,请问下面的图形会变化成A～E中的哪个图形?

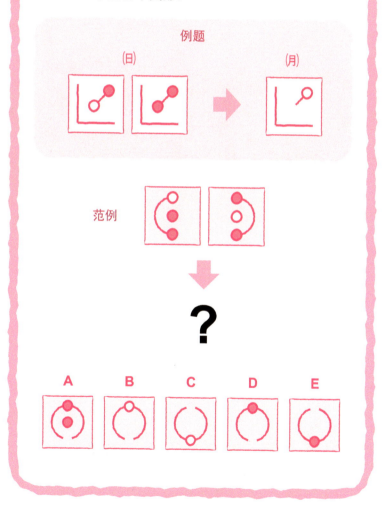

最高级篇 ❹ 答案

C

例题①中的两个图形重叠之后,线条不发生变化,○和●重叠后消失,●和●重叠后变成○。以此变化为标准可知答案为C。

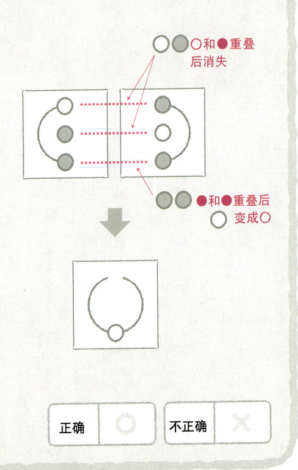

最高级篇 ❺ 问题

下面的图形是按照特定的规则发生变化的,请问?处应该填入的是A~E中的哪个图形?

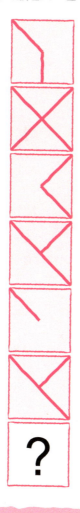
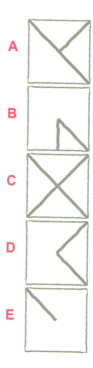

最高级篇 ❺ 答案

将前三个图形重叠后,仅保留重叠两次的线条,删除没有重叠及重叠三次的线条。由此可以得到答案为D。

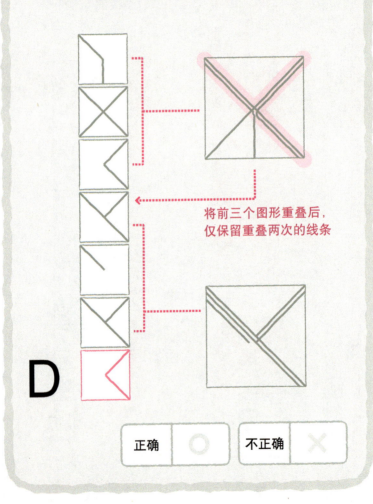

将前三个图形重叠后,仅保留重叠两次的线条

正确 ○　不正确 ×

最高级篇 ❻ 问题

下面的图形是按照特定的规则发生变化的,请问？处应该填入的是A～E中的哪个图形？

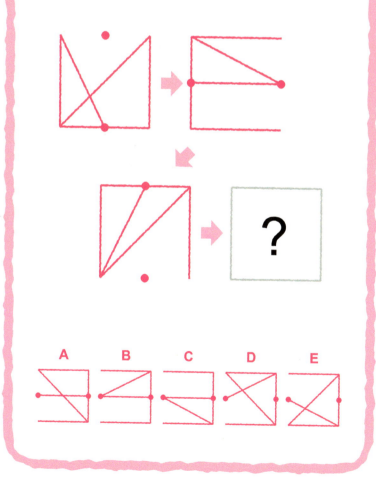

最高级篇 ❻ 答案

首先,将整个图形按顺时针方向旋转90°。然后将以D为基点的直线的另一端按照C→B→C→B的顺序移动,将以E为基点的直线的另一端按照A→B→C→B的顺序移动。由此可以得到答案为C。

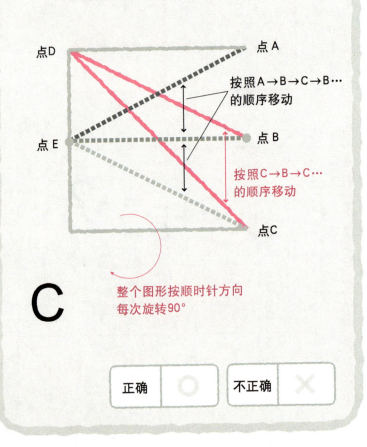

| 正确 ○ | 不正确 × |

最高级篇 7 问题

将图中的六边形二等分后进行组合,可以得到下方的十字架。请问应该如何二等分?

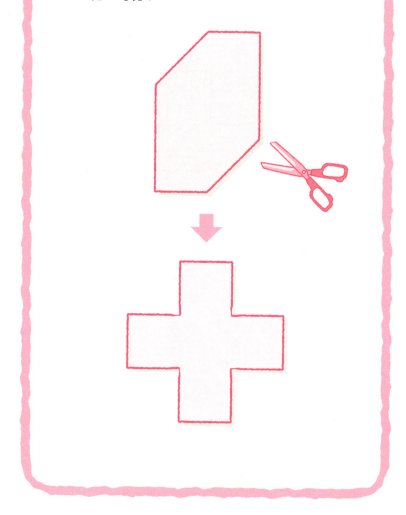

最高级篇 ❼ 答案

从红色线条的位置进行二等分后调换A和B的位置即可。

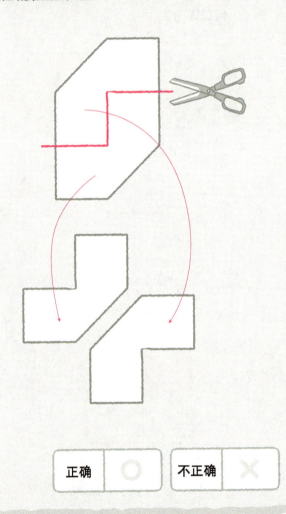

正确 ◯　　不正确 ✕

最高级篇 ❽ 问题

下面的图形是按照特定的规则排列的,请问?处应该填入的是哪个图形?

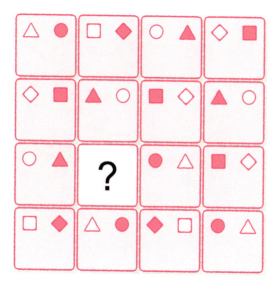

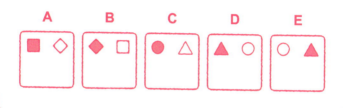

最高级篇 ❽ 答案

B 由于8种图形是按照下面的顺序重复出现的,所以答案是B。

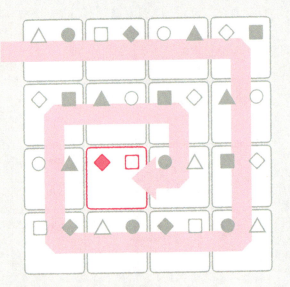

| 正确 | ○ | 不正确 | × |

最高级篇 ❾ 问题

有8枚硬币,其中有一枚硬币的重量稍轻于其他硬币。若要使用天平来找出这枚硬币,请问至少需要测量几次?

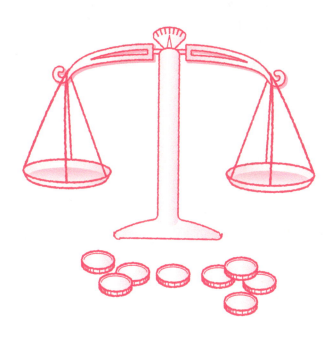

A 1次
B 2次
C 3次
D 4次
E 5次

最高级篇 ❾ 答案

首先,在天平的两端各放入三枚硬币。如果天平两边的重量相等,则只需再测量剩余的两枚硬币即可找出较轻的硬币。如果天平无法保持平衡,则测量较轻一侧的三枚硬币中的任意两枚,如果两枚硬币重量一致,则剩下的一枚硬币是重量较轻的硬币。如果两枚硬币重量不一致,则较轻的一方为我们要找的硬币。

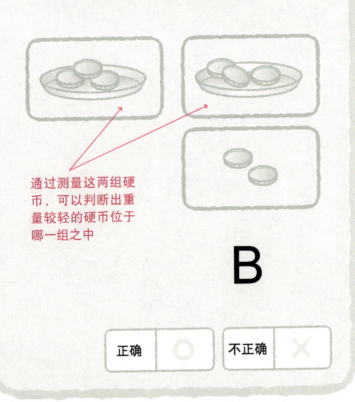

通过测量这两组硬币,可以判断出重量较轻的硬币位于哪一组之中

B

正确 ○　　不正确 ×

最高级篇 ⑩ 问题

有两个10g的砝码和一架天平。如果只使用4次天平来测量尽可能多的砂糖,请问最多可以测量出多少克砂糖?请从A～E中选择出正确答案。

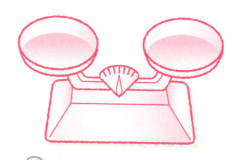

A 80g
B 100g
C 150g
D 200g
E 300g

最高级篇 ⑩ 答案

E 160g×2次减去20g的砝码,即可以测量300g的砂糖。

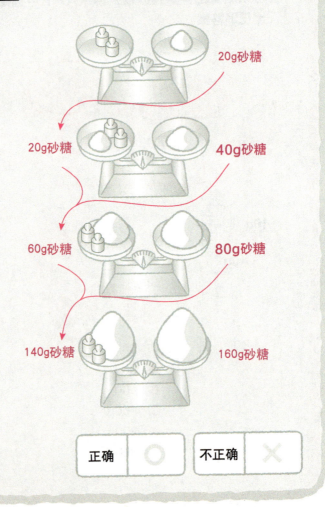

- 20g砂糖
- 20g砂糖 → 40g砂糖
- 60g砂糖 → 80g砂糖
- 140g砂糖 160g砂糖

正确 ○　不正确 ×

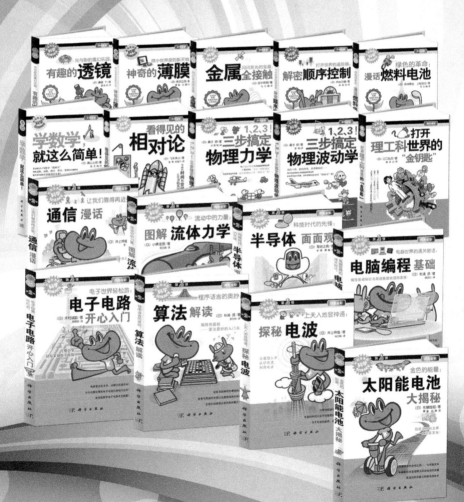

科学出版社
科龙图书读者意见反馈表

书　名：_____

个人资料

姓　　名：_____　年　　龄：_____　联系电话：_____

专　　业：_____　学　　历：_____　所从事行业：_____

通信地址：_____　邮　编：_____

E-mail：_____

宝贵意见

◆ 您能接受的此类图书的定价

　20元以内□　30元以内□　50元以内□　100元以内□　均可接受□

◆ 您购本书的主要原因有（可多选）

　学习参考□　教材□　业务需要□　其他_____

◆ 您认为本书需要改进的地方（或者您未来的需要）

_____

_____

◆ 您读过的好书（或者对您有帮助的图书）

_____

_____

◆ 您希望看到哪些方面的新图书

_____

_____

◆ 您对我社的其他建议

_____

_____

　　谢谢您关注本书！您的建议和意见将成为我们进一步提高工作的重要参考。我社承诺对读者信息予以保密，仅用于图书质量改进和向读者快递新书信息工作。对于已经购买我社图书并回执本"科龙图书读者意见反馈表"的读者，我们将为您建立服务档案，并定期给您发送我社的出版资讯或目录；同时将定期抽取幸运读者，赠送我社出版的新书。如果您发现本书的内容有个别错误或纰漏，烦请另附勘误表。

回执地址：北京市朝阳区华严北里11号楼3层

　　　　　　科学出版社东方科龙图文有限公司经营管理编辑部（收）

　　　　　　邮编：100029